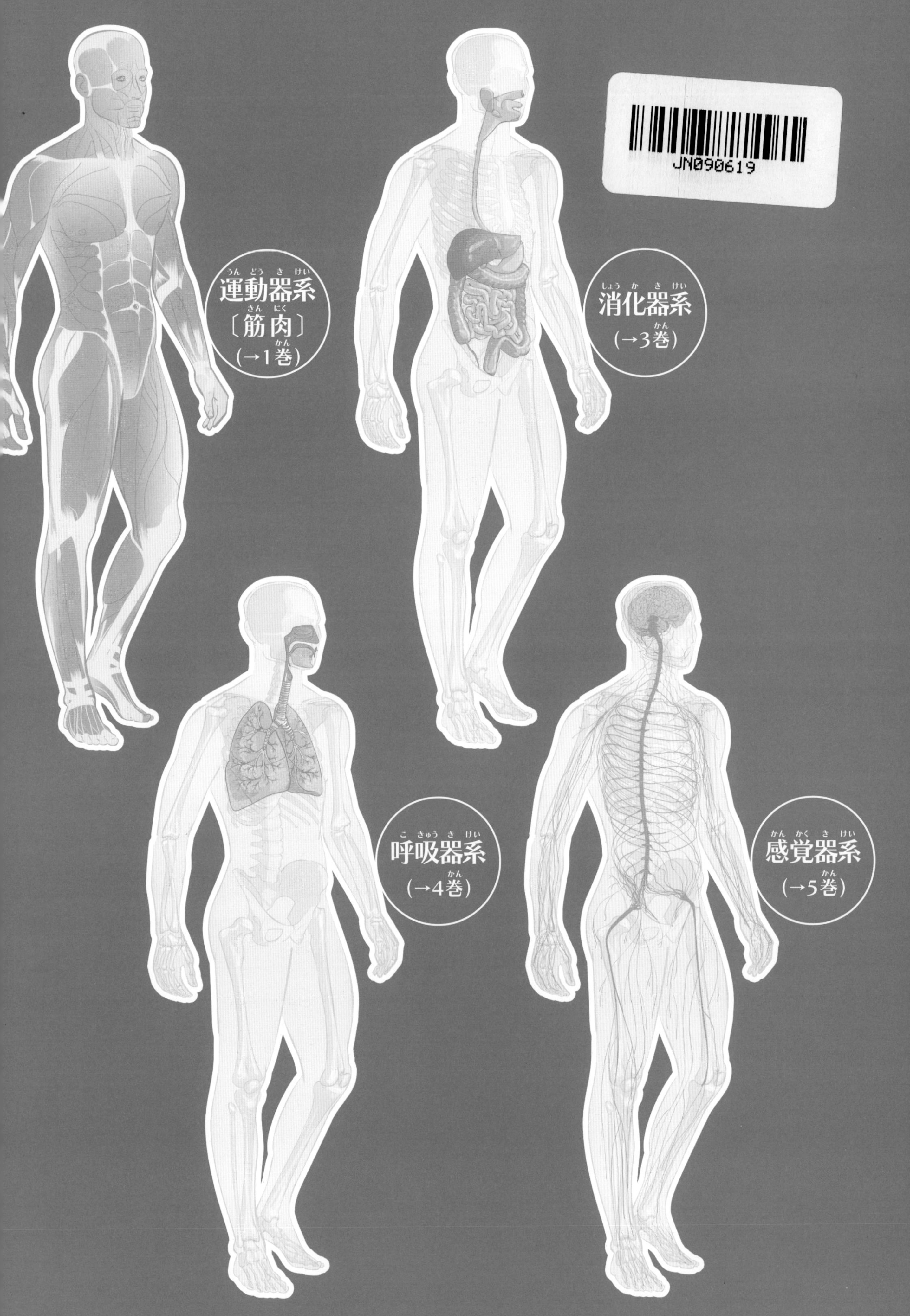
運動器系
〔筋肉〕
(→1巻)
消化器系
(→3巻)
呼吸器系
(→4巻)
感覚器系
(→5巻)

どうなってるの!?
人のからだのしくみ大図解

監修　坂井 建雄（順天堂大学特任教授）

2　誕生と成長

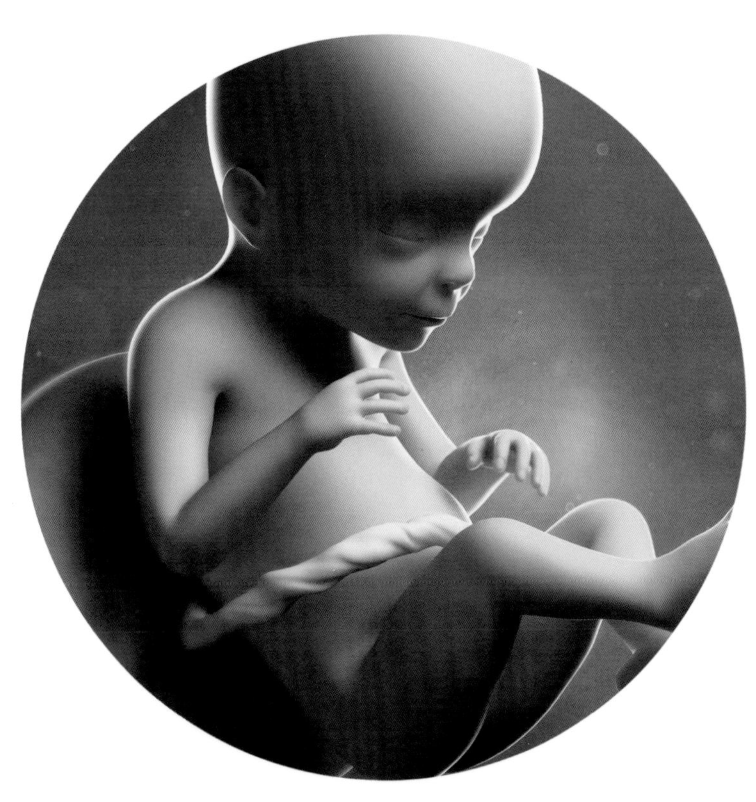

ポプラ社

目次

1章 命のはじまりと誕生

2章 子育てと成長

この本の見方

この本は、イラストや写真を中心にして、人のからだを楽しく、くわしく紹介しています。

Q｜人と動物のからだに関する疑問です。

A｜Q(疑問)に対する答えです。

コラム｜このページのQ&Aに関する発展情報やおもしろい情報を紹介しています。

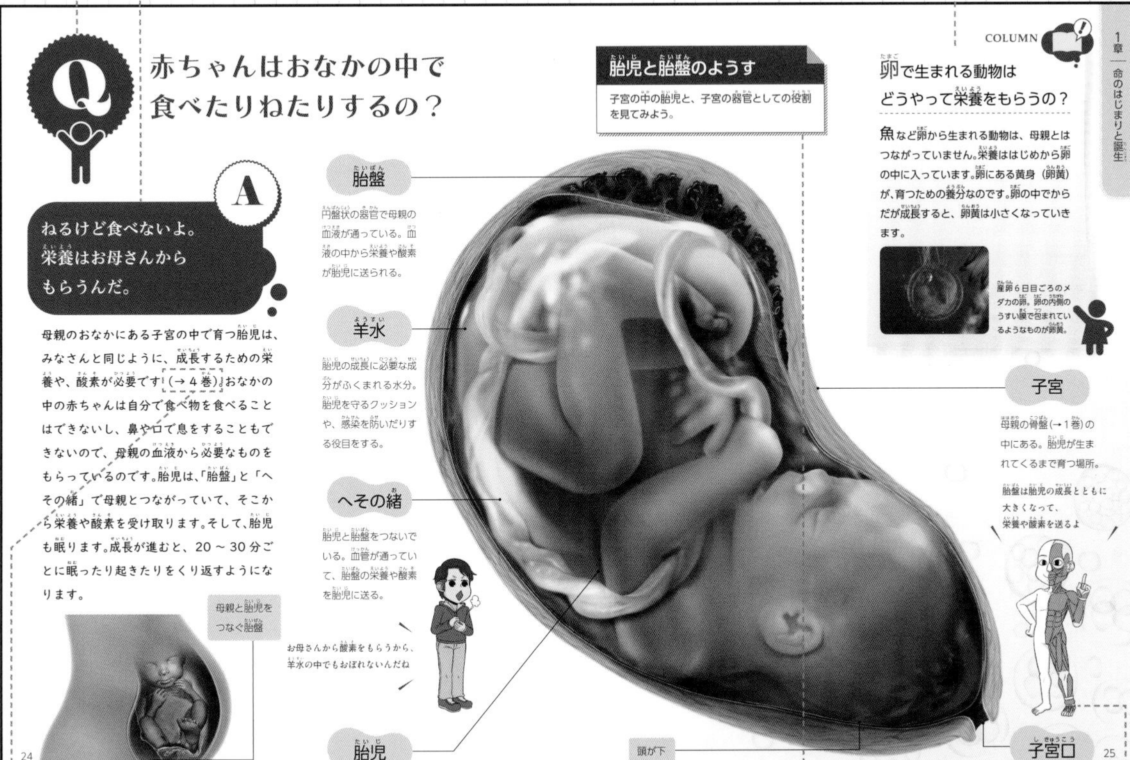

Q
赤ちゃんはおなかの中で
食べたりねたりするの？
A
ねるけど食べないよ。
栄養はお母さんから
もらうんだ。
母親のおなかにある子宮の中で育つ胎児は、みなさんと同じように、成長するための栄養や、酸素が必要です（→4巻）。おなかの中の赤ちゃんは自分で食べ物を食べることはできないし、鼻や口で息をすることもできないので、母親の血液から必要なものをもらっているのです。胎児は、「胎盤」と「へその緒」で母親とつながっていて、そこから栄養や酸素を受け取ります。そして、胎児も眠ります。成長が進むと、20～30分ごとに眠ったり起きたりをくり返すようになります。
母親と胎児を
つなぐ胎盤
24
胎児と胎盤のようす
子宮の中の胎児と、子宮の器官としての役割を見てみよう。
胎盤
円盤状の器官で母親の血液が通っている。血液の中から栄養や酸素が胎児に送られる。
羊水
胎児の成長に必要な成分がふくまれる水分。胎児を守るクッションや、感染を防いだりする役目をする。
へその緒
胎児と胎盤をつないでいる。血管が通っていて、胎盤の栄養や酸素を胎児に送る。
お母さんから酸素をもらうから、
羊水の中でもおぼれないんだね
胎児
頭が下
COLUMN
卵で生まれる動物は
どうやって栄養をもらうの？
魚など卵から生まれる動物は、母親とはつながっていません。栄養ははじめから卵の中に入っています。卵にある黄身（卵黄）が、育つための養分なのです。卵の中でからだが成長すると、卵黄は小さくなっていきます。
産卵6日目ごろのメダカの卵。卵の内側のうすい膜で包まれているようなものが卵黄。
1章｜命のはじまりと誕生
子宮
母親の骨盤(→1巻)の中にある。胎児が生まれてくるまで育つ場所。
胎盤は胎児の成長とともに
大きくなって、
栄養や酸素を送るよ
子宮口
25

→｜くわしい説明が載っているページ数、または巻数です。

図解の解説｜イラストや写真について説明をしています。

キャラクター｜重要な部分や補足内容などを説明しています。

この本に登場するキャラクターたち

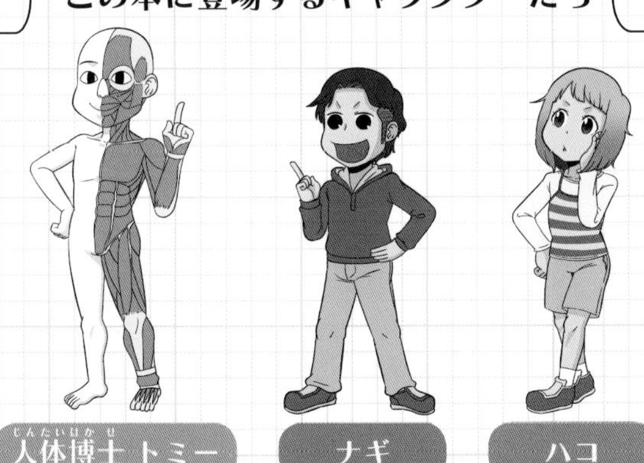

人体博士 トミー　　ナギ　　ハコ

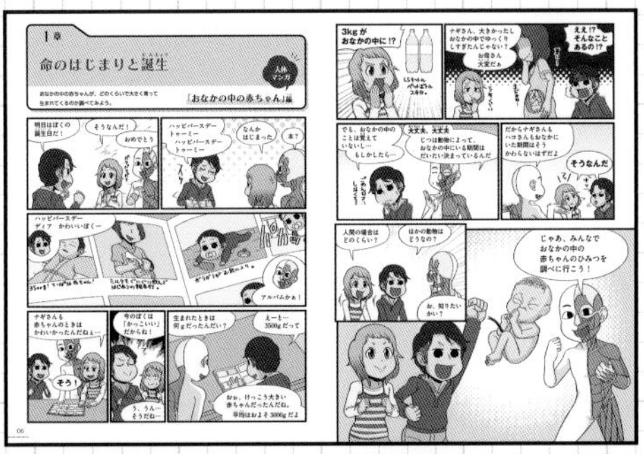

1章
命のはじまりと誕生
人体マンガ
「おなかの中の赤ちゃん」編

人体マンガ｜各章のはじめに、その章のテーマをマンガで楽しく紹介しています。

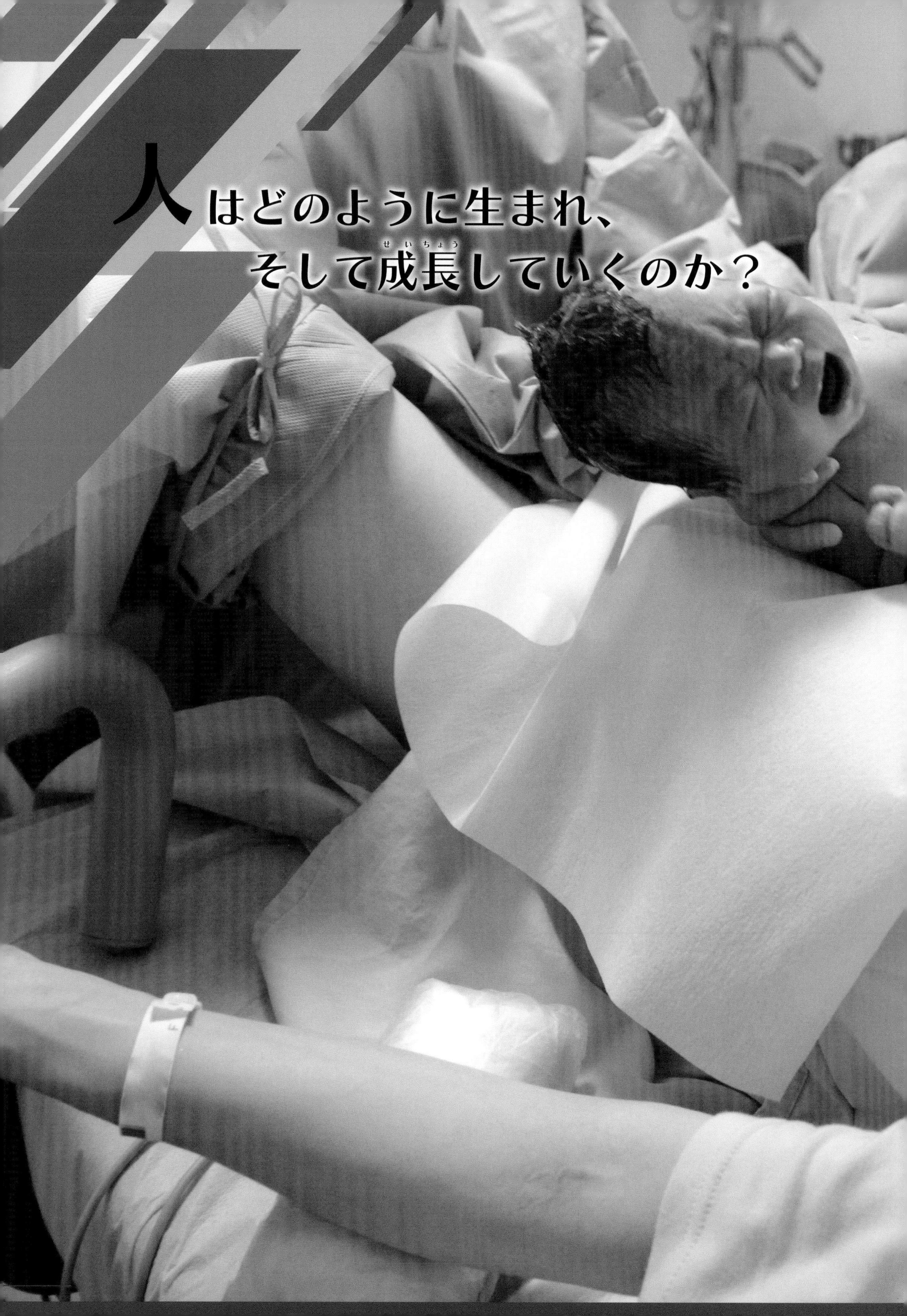

人はどのように生まれ、そして成長していくのか？

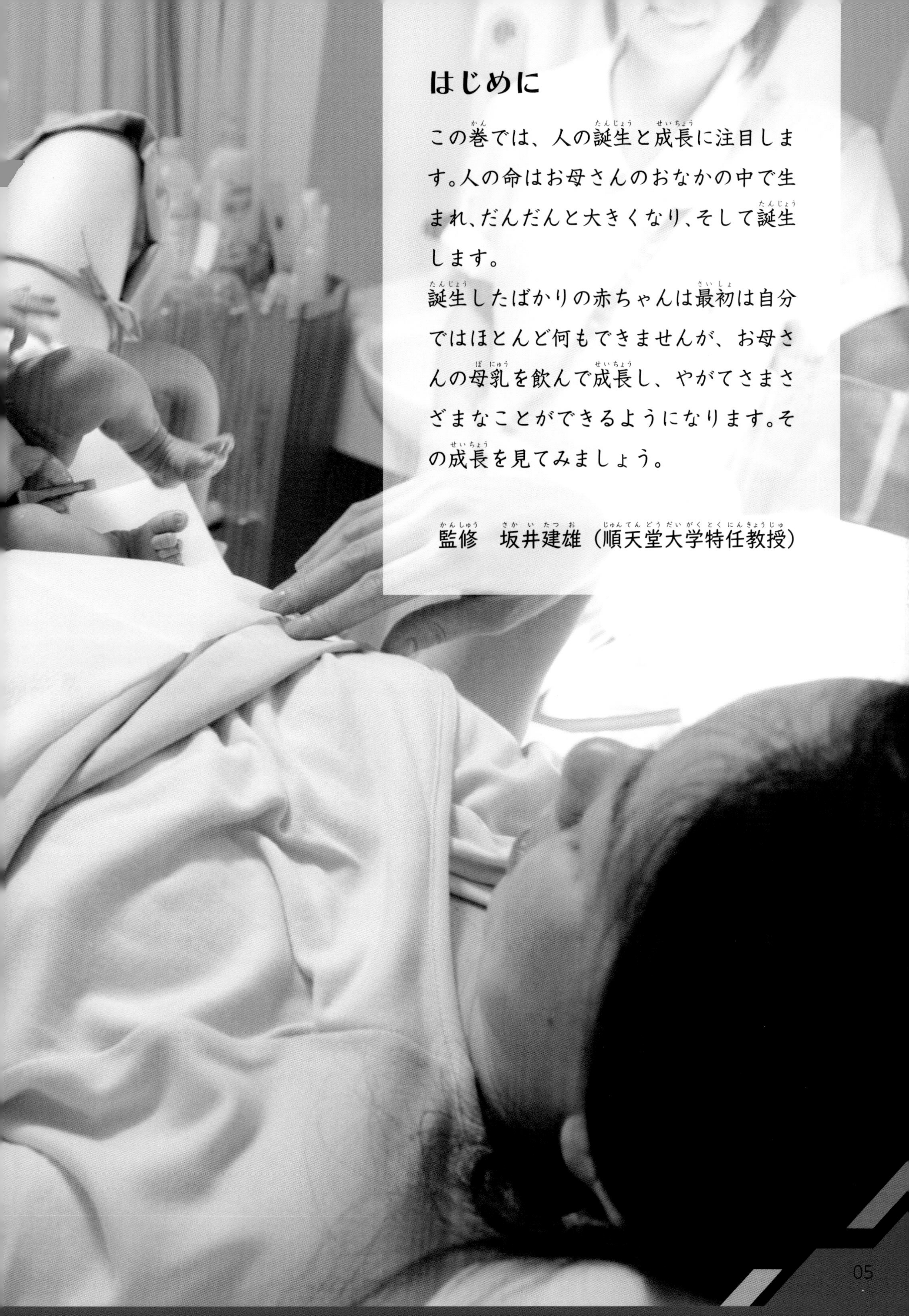

はじめに

この巻では、人の誕生と成長に注目します。人の命はお母さんのおなかの中で生まれ、だんだんと大きくなり、そして誕生します。

誕生したばかりの赤ちゃんは最初は自分ではほとんど何もできませんが、お母さんの母乳を飲んで成長し、やがてさまざまなことができるようになります。その成長を見てみましょう。

監修　坂井建雄（順天堂大学特任教授）

1章

命のはじまりと誕生

人体マンガ

おなかの中の赤ちゃんが、どのくらいで大きく育って生まれてくるのか調べてみよう。

「おなかの中の赤ちゃん」編

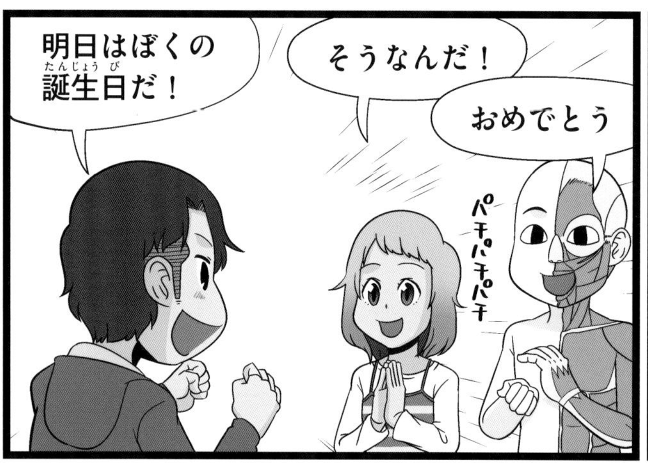

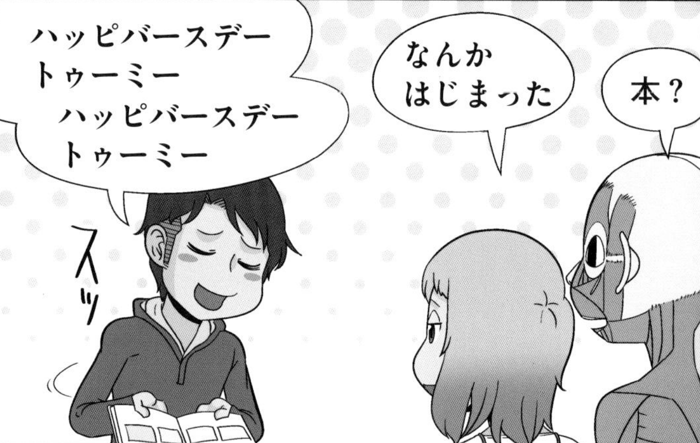

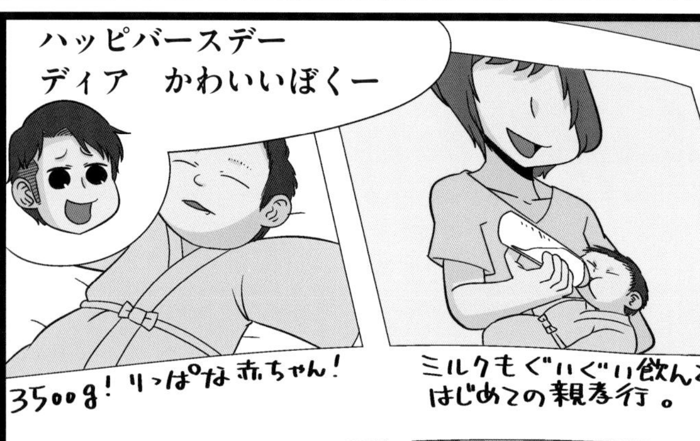

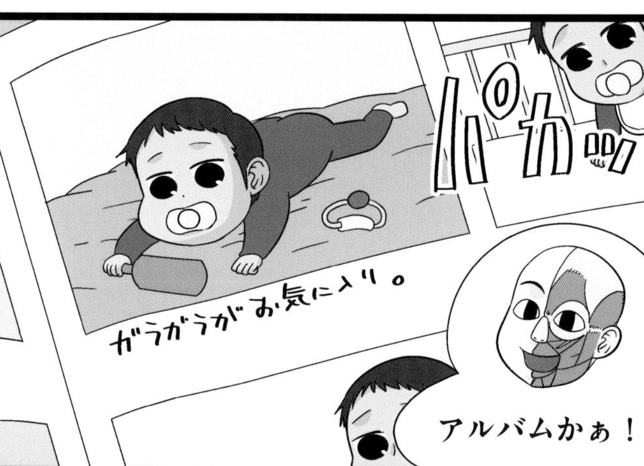

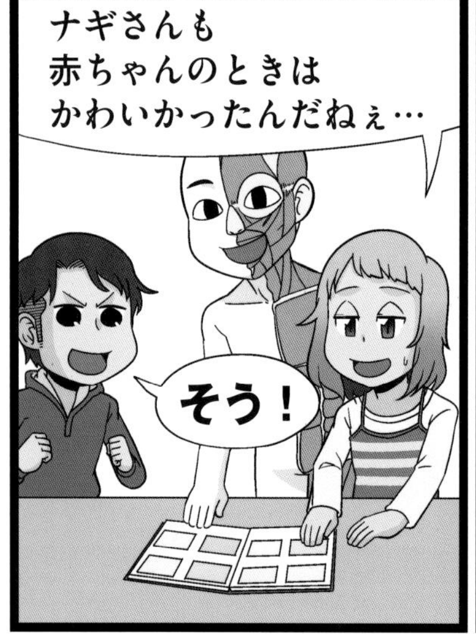

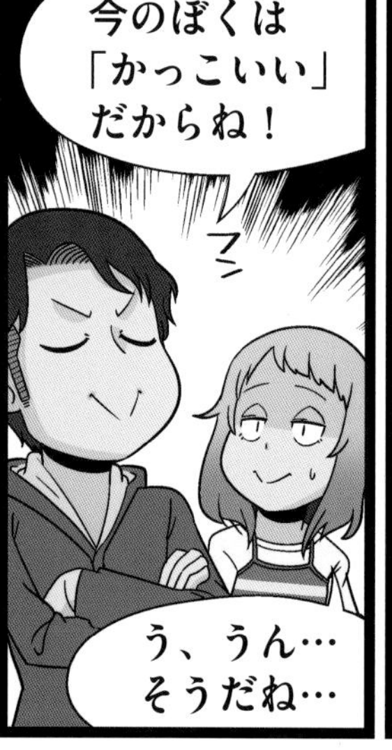

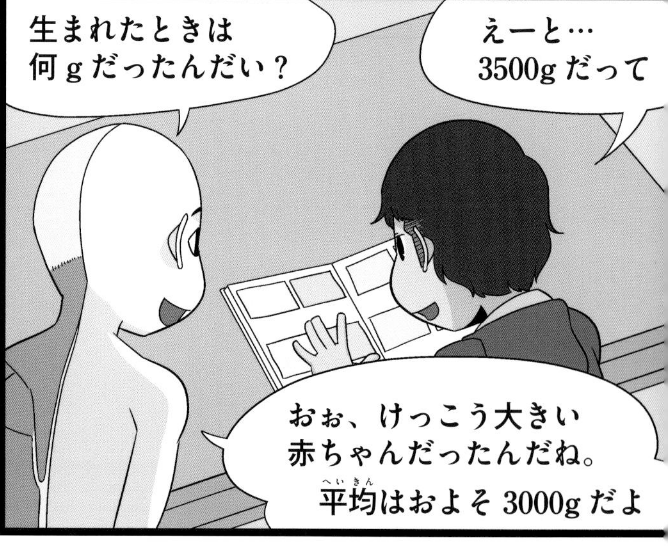

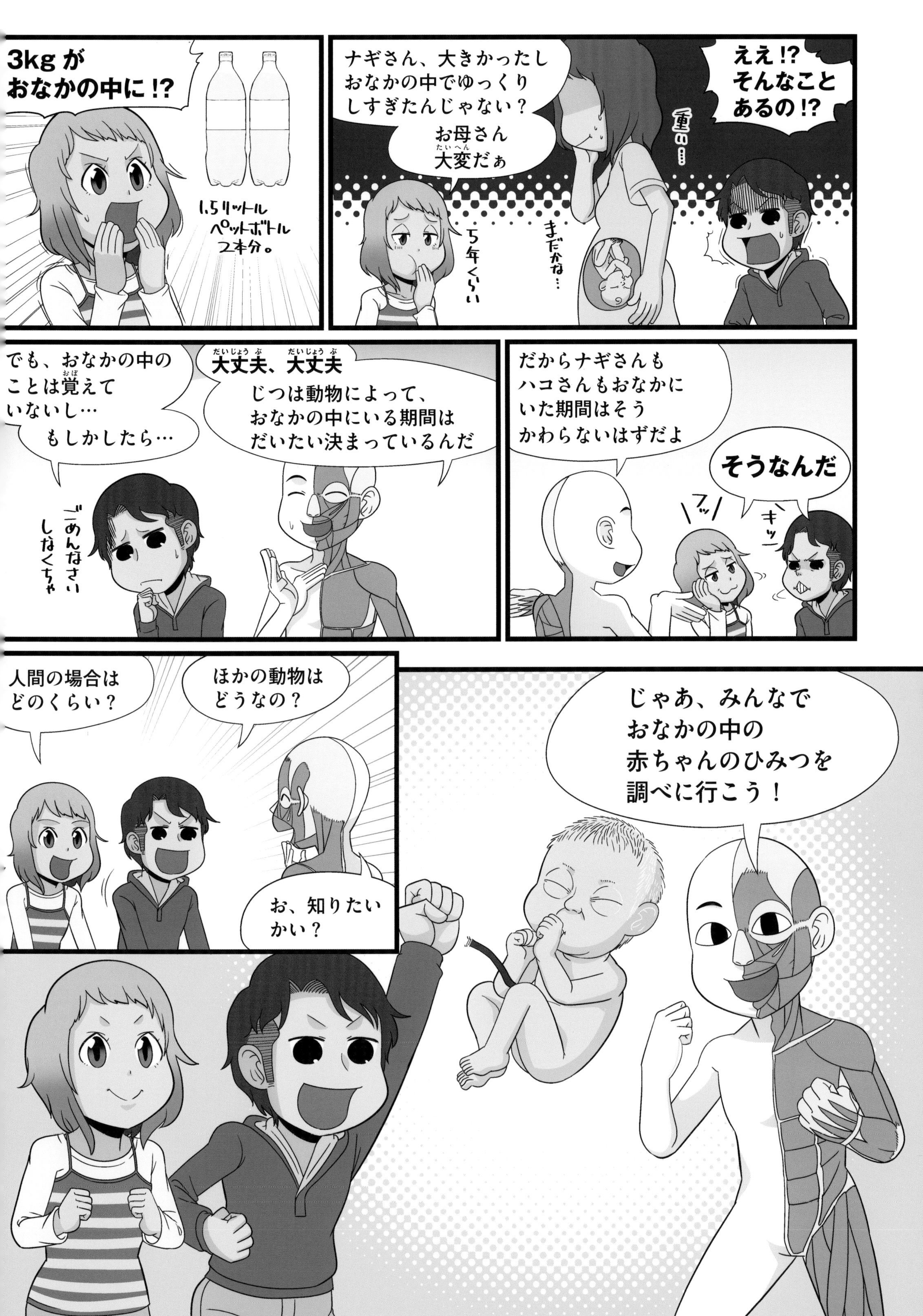
3kgが
おなかの中に!?
1.5リットル
ペットボトル
2本分。
ナギさん、大きかったし
おなかの中でゆっくり
しすぎたんじゃない?
お母さん
大変だぁ
5年くらい
まだかな…
重い…
ええ!?
そんなこと
あるの!?
でも、おなかの中の
ことは覚えて
いないし…
もしかしたら…
ごめんなさい
しなくちゃ
大丈夫、大丈夫
じつは動物によって、
おなかの中にいる期間は
だいたい決まっているんだ
だからナギさんも
ハコさんもおなかに
いた期間はそう
かわらないはずだよ
プッ
キッ
そうなんだ
人間の場合は
どのくらい?
ほかの動物は
どうなの?
お、知りたい
かい?
じゃあ、みんなで
おなかの中の
赤ちゃんのひみつを
調べに行こう!

人はどこから生まれてくるの？

子どもを産むことは、
次の世代に子孫を残すために
大切なことなんだ

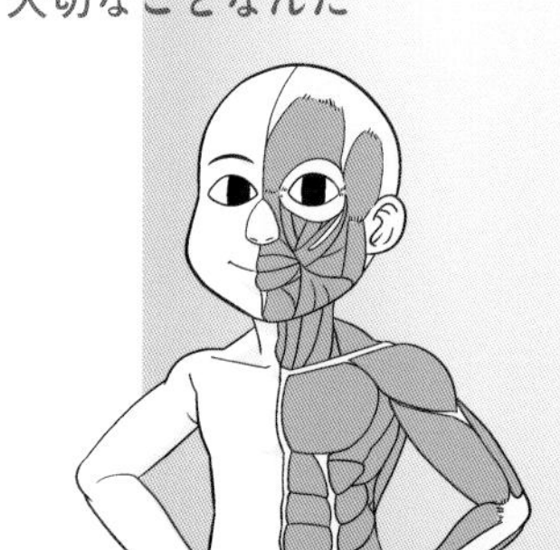

A 人をふくめた哺乳類は、お母さんのおなかから生まれるよ。

動物は、親から生まれて成長します。人は、母親のおなかの中で成長し、ある程度大きくなったら生まれてきます。人のように、母親の母乳（お乳）を飲んで育つ動物の仲間を、哺乳類といいます。哺乳類のほとんどは母親のおなかの中から生まれてきます。哺乳類のなかでも、カモノハシとハリモグラの仲間は例外的に卵から生まれますが、ほかの哺乳類と同じく母乳で育ちます。

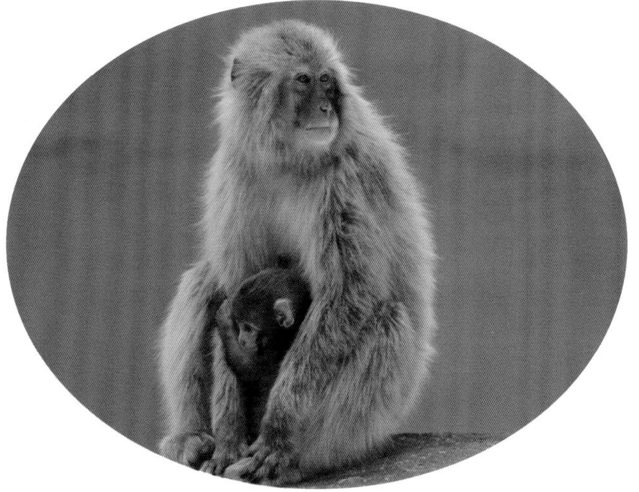

▲ニホンザルの親子。母親のおなかの中で約６か月成長してから生まれる。

哺乳類の親子

哺乳類にはいろいろな種類がいる。母親のおなかにいる期間はそれぞれ異なっている。

▼ニホンジカの親子。７～８か月ほど母親のおなかの中で成長して生まれる。

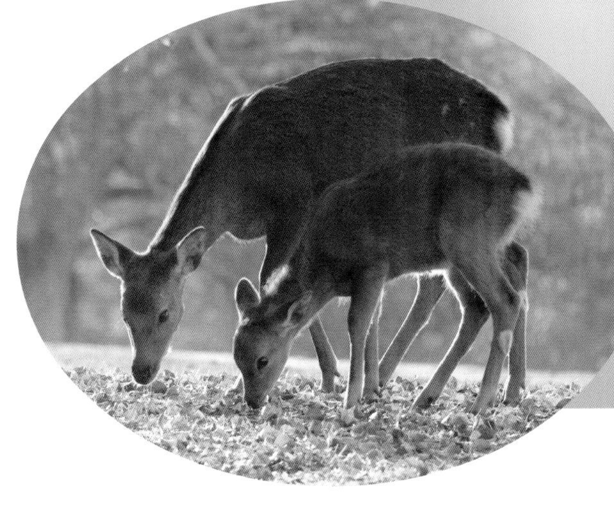

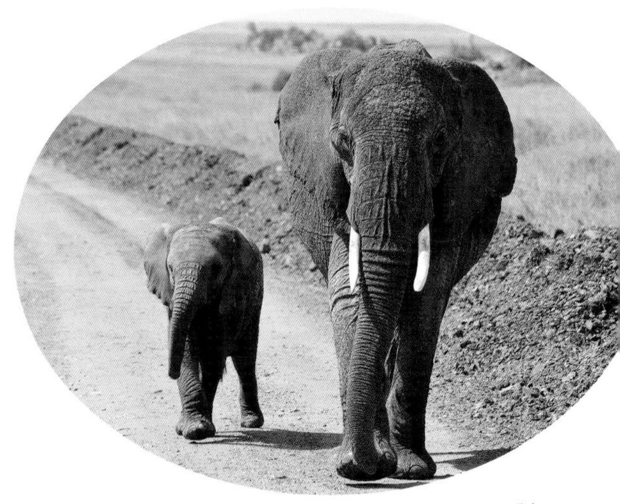

▲アフリカゾウの親子。子どもがおなかにいる期間は約 22 か月、2 年近くになる。

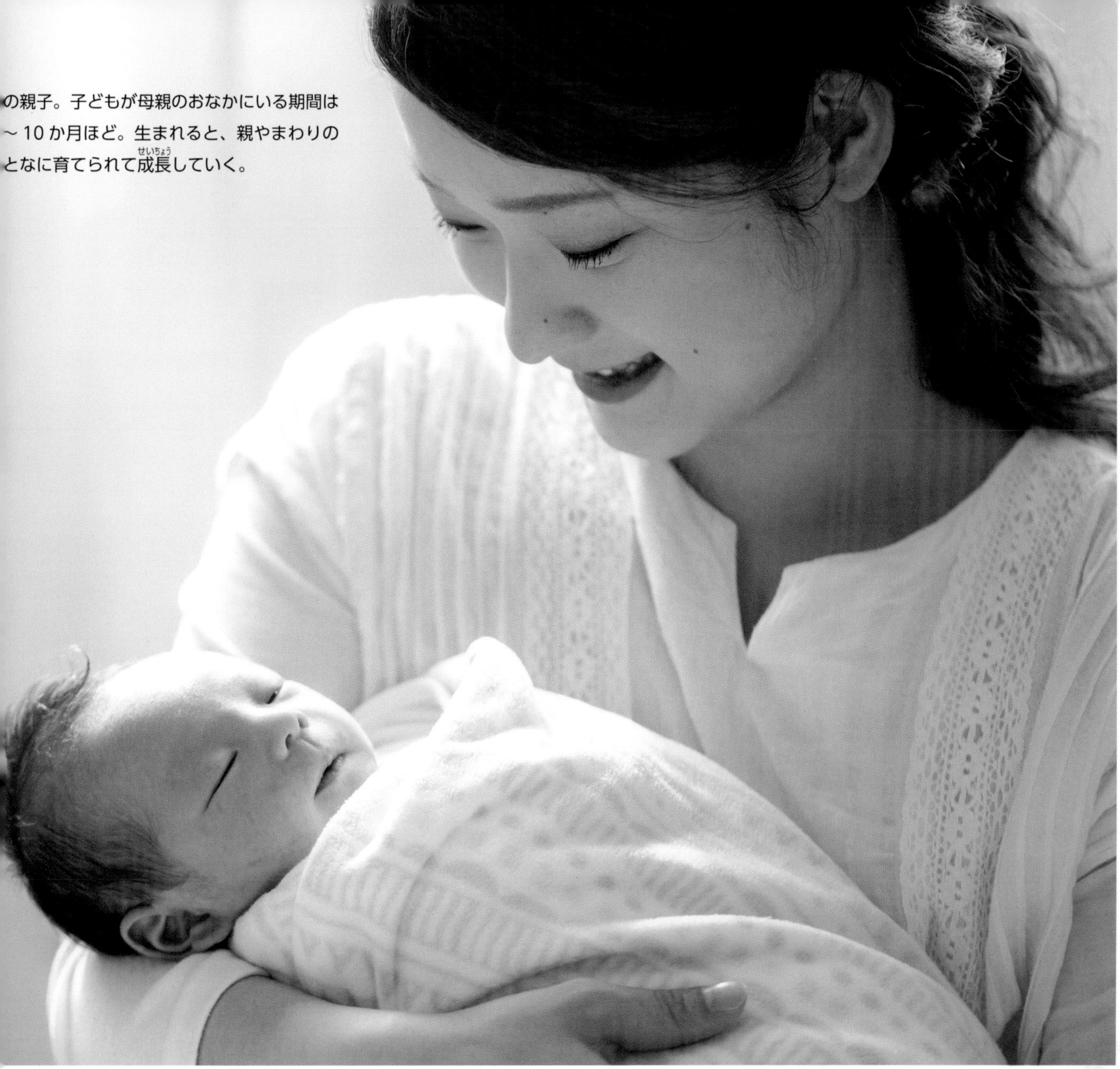

の親子。子どもが母親のおなかにいる期間は
～10か月ほど。生まれると、親やまわりの
となに育てられて成長していく。

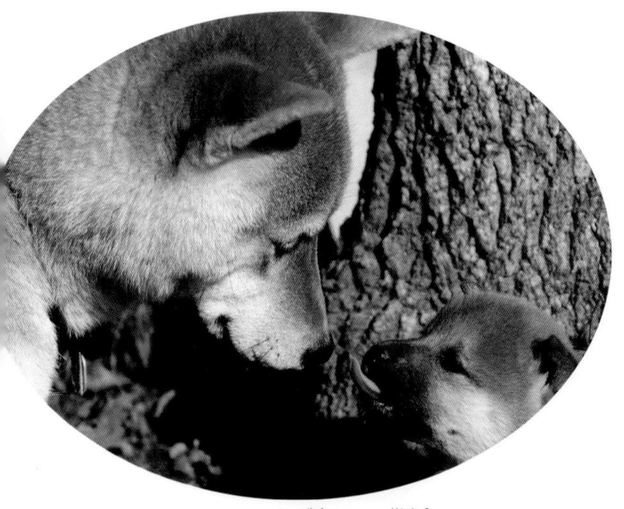

イヌの親子。母親のおなかの中で約2か月成長してから生まれる。

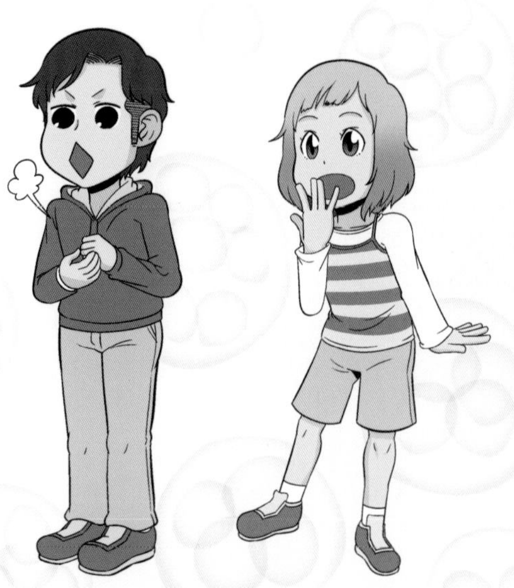
ぼくたちも、お母さんから
生まれてきたんだね

人の命のもとはどんなものなの？

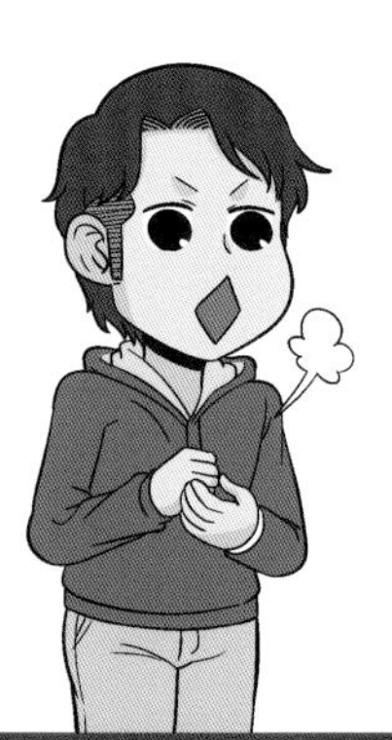

A からだの中でつくられる「卵子」と「精子」だよ。

動物のからだは、細胞（→6巻）という小さな組織がたくさん集まってできています。細胞には、人の命のもとになるものもあります。それが卵子と精子です。人の卵子は女性のからだの中でつくられ、精子は男性のからだの中でつくられます。卵子と精子が結びつくことを受精といい、受精した卵子は受精卵といいます。この受精卵から赤ちゃんが育っていきます。

卵子と精子のつくり

卵子と精子にはそれぞれ、親となる女性と男性の特徴（遺伝情報）が入っているよ。2つが結びついて新しい命が生まれる。

精子

人の精子は尾が長いオタマジャクシのようなかたちで、頭部、中部、尾部に分かれている。

中部
尾を動かすエネルギーの役割をする。

頭部
男性（父親）からの遺伝情報を伝えるDNA（→6巻）が入っている。

尾部
尾（べん毛→6巻）を動かして泳ぐことができる。

大きさ比較

人の卵子は直径0.2mmくらい。精子は長さ0.05～0.07mmくらいで、これは髪の毛の太さと同じくらいの長さ。

▲実物の約100倍の大きさ。

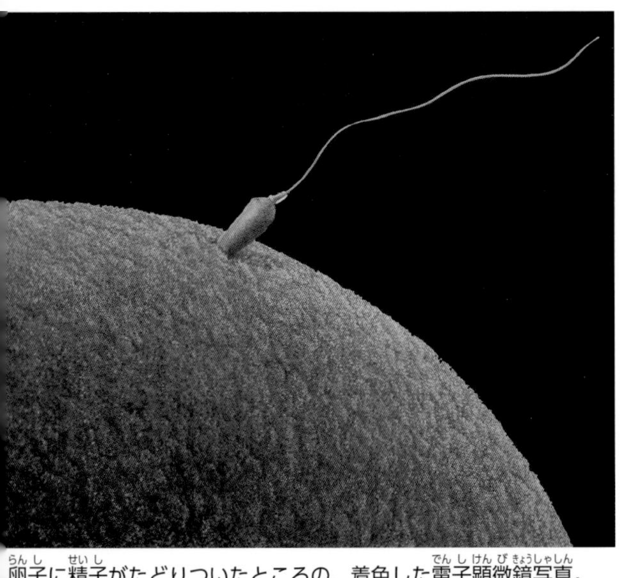

卵子に精子がたどりついたところの、着色した電子顕微鏡写真。

受精

受精は女性のからだの中で行われる。1つの卵子に多くの精子が向かうが、多くは途中で死んでしまう。精子のうち、卵子にたどりつけた1つの強いものだけが卵子と結びつき、受精卵（→ p14）となる。

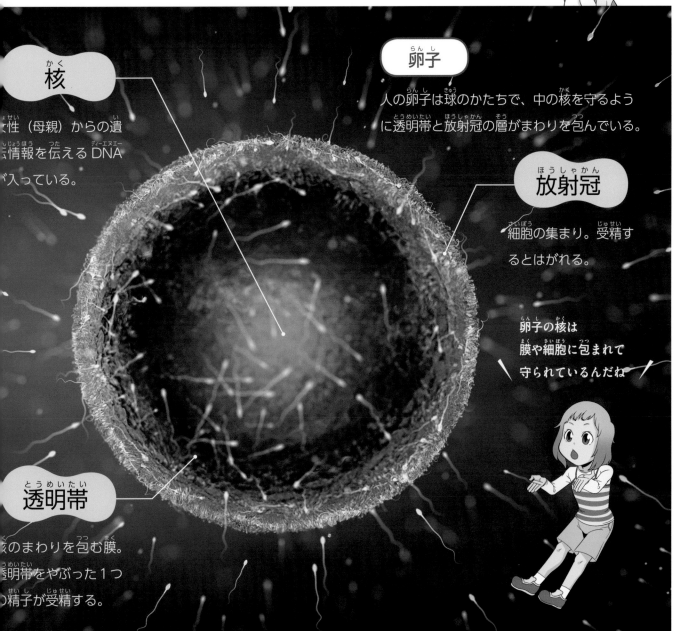

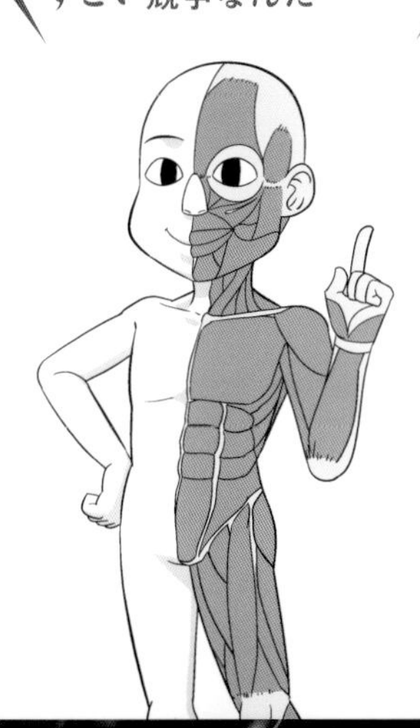

何億個もの精子のなかで、
たった1つが卵子に届く。
すごい競争なんだ

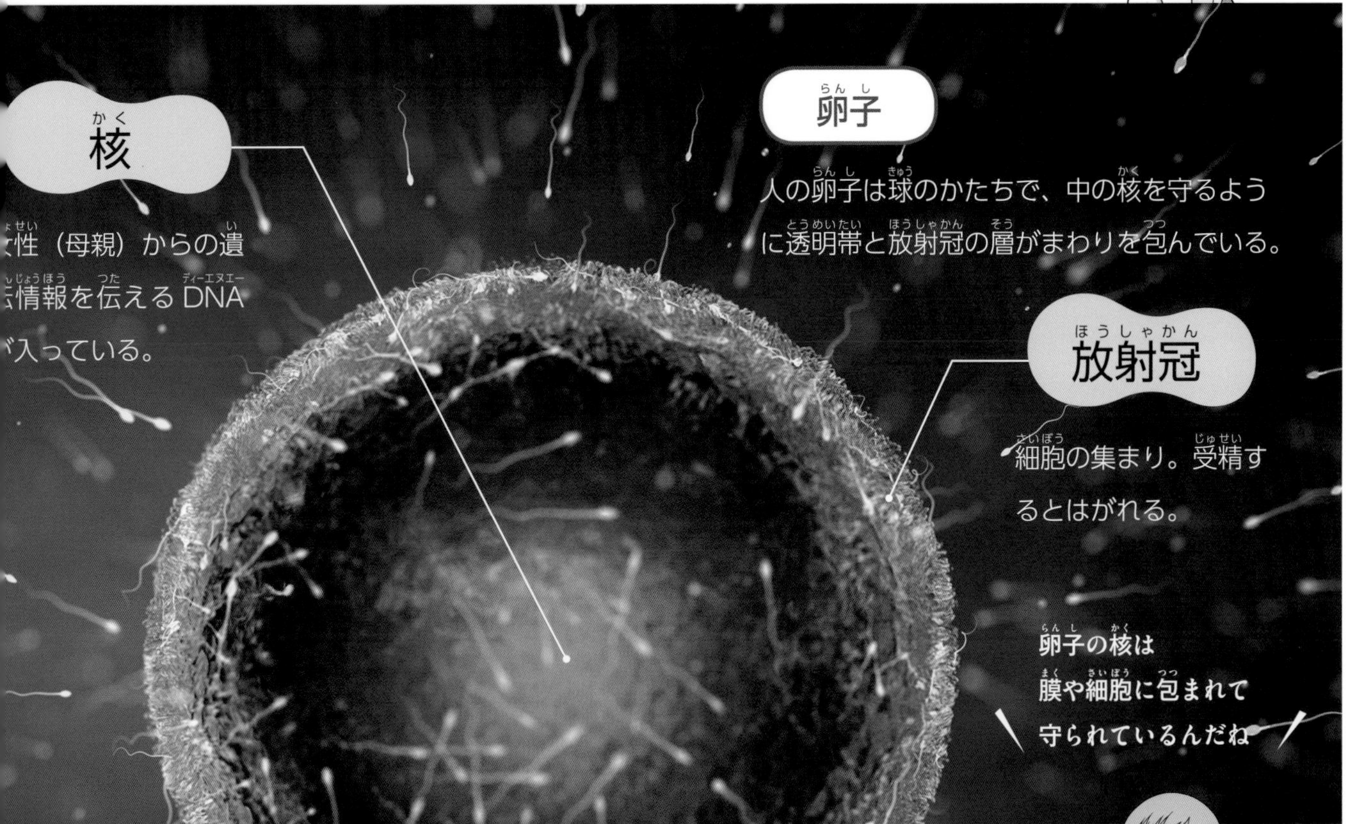

核

女性（母親）からの遺伝情報を伝えるDNAが入っている。

卵子

人の卵子は球のかたちで、中の核を守るように透明帯と放射冠の層がまわりを包んでいる。

放射冠

細胞の集まり。受精するとはがれる。

透明帯

核のまわりを包む膜。透明帯をやぶった1つの精子が受精する。

卵子の核は膜や細胞に包まれて守られているんだね

たくさんの精子が泳いで卵子に向かうところ。

命のもとである卵子と精子はからだのどこでできるの？

子どもの頃は男子と女子のからだの見た目はあまりかわらない
成長するにつれて、ちがいが出てくるんだ

A

卵子は女性の生殖器、精子は男性の生殖器の中だよ。

男性（オス）には精子、女性（メス）には卵子をつくるための生殖器という器官があります。卵子は女性の卵巣という器官ででき、精子は男性の精巣という器官でできます。男性と女性がいて、新しい命が生まれるのです。男性と女性は生殖器のちがいだけでなく、ほかにもからだの特徴でちがうところがあります。男女のからだのちがいは、小学校中学年～高学年頃からはじまる思春期からあらわれてきます。

※器官……からだを構成する部品。決まったかたちと機能をもち、いくつかの組織が集まってできている。

男性

のどぼとけが出ていて声が低い

筋肉が多くがっしりとした体型

体毛がこい

骨盤

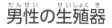

男性の生殖器

精子がつくられる

男性の生殖器。陰のうの中に、精子がつくられる精巣という部位がある。精子は精管を通って、前立腺や精のうの分泌液と混ざり、精液として尿道から外に出される。

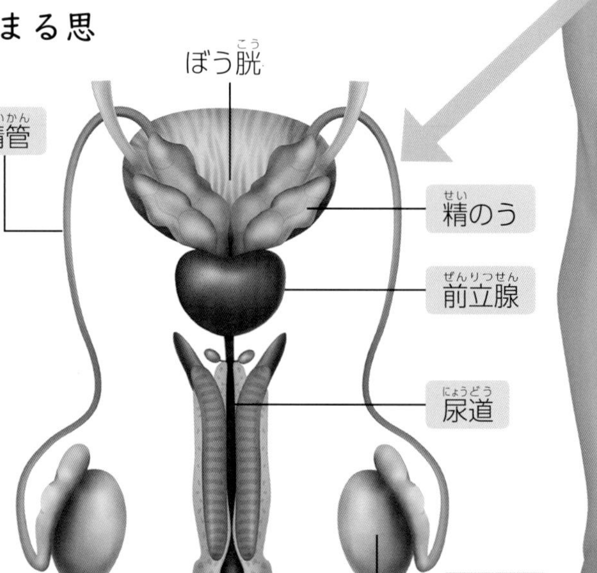

人の男女のからだのちがい

おとなの男性と女性のからだのつくりには、ちがいがたくさんある。

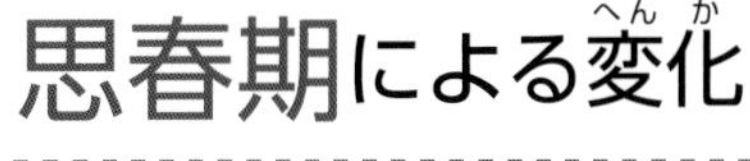

思春期による変化

小学校低学年の頃は男子も女子も体型がほとんどかわりません。中学年〜高校生頃におとなの体型に近づいてきます。この時期を思春期といいます。男子は精子がつくられて精通（射精）が起こり、女子は卵子が子宮に運ばれて初経（月経）が起こります。そして生殖器に毛が生えてきます。

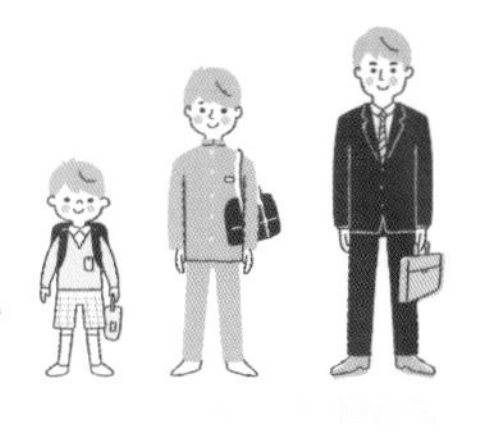

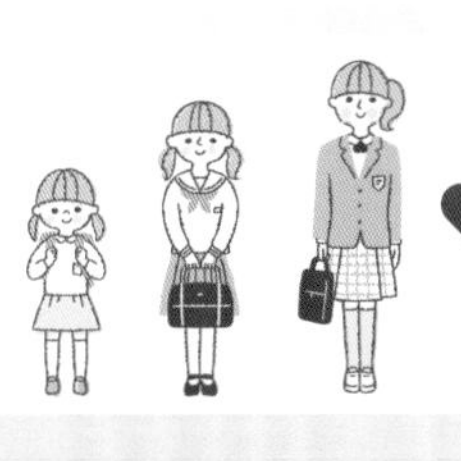

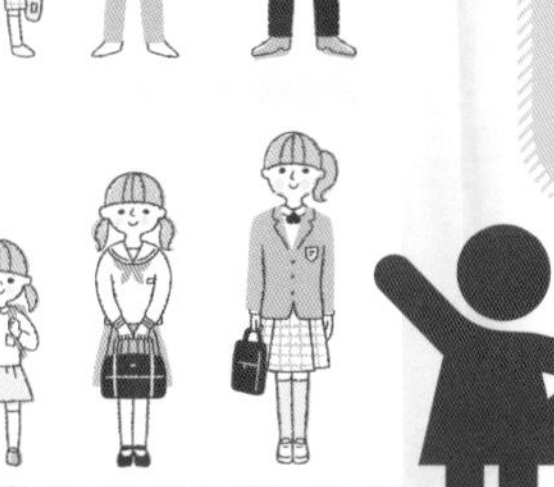

女性

ぼくは
おとなになると、
こういう感じに
なるんだね

皮下脂肪が多く丸みを帯びた体型

胸が大きい

骨盤

卵子がつくられる

女性の生殖器。卵子は左右に１つずつある卵巣の中の卵胞という部位で育ち、およそ 28 日に１つ卵巣からとび出る。とび出た卵子は卵管に入り、子宮に運ばれる。受精しなかった卵子は、子宮の内側の膜とともにはがれて、からだの外に出される。これは、およそ 28 日周期でやってくる月経という。

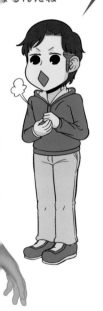

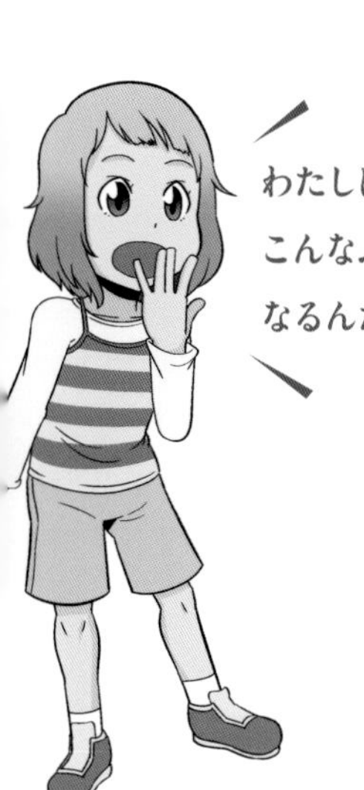

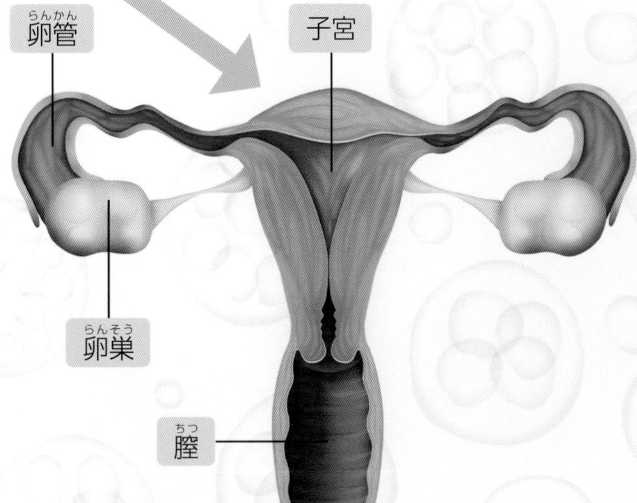

精子と卵子から どうやって 赤ちゃんになるの？

A

受精卵の細胞が分裂して、からだの部位がつくられていくよ。

男性の精子が女性の生殖器に入り、卵子と結びついて受精卵（→ p10）ができます。はじめ１つだった受精卵は何度も分裂（→６巻）をくり返し、２つ、４つ、８つと細胞の数が増えていきます。分裂が終わ

と、子宮にくっつく着床をしてようやく妊

娠が成立します。受精卵は成長していき

やがて赤ちゃんの姿になります。

着床のしくみ

女性の生殖器の中で精子と卵子が受精（→ p10）する。受精すると受精卵となり、子宮の中にくっつく。これを着床という。順を追って見てみよう。

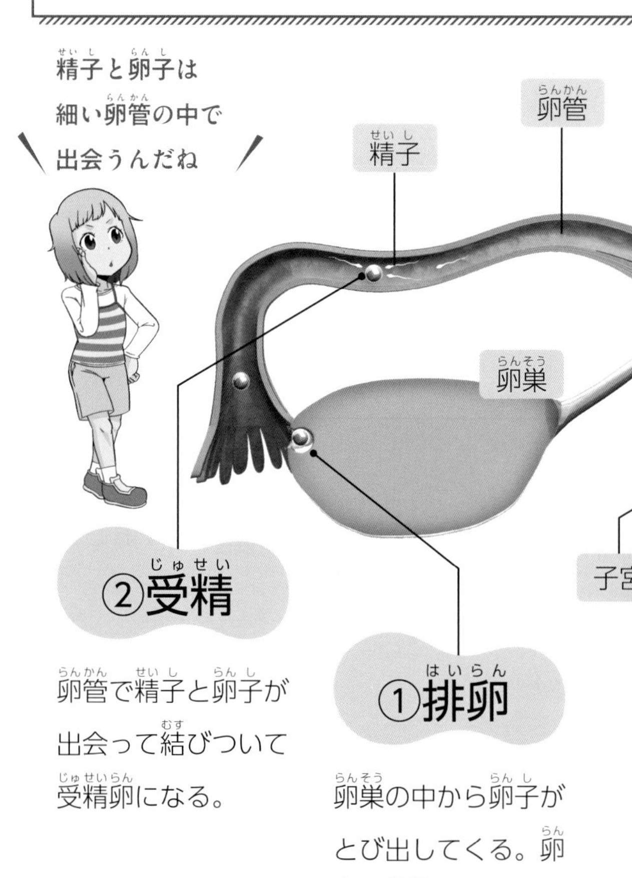

精子と卵子は
細い卵管の中で
出会うんだね
卵管
精子
卵巣
子宮
②受精
卵管で精子と卵子が出会って結びついて受精卵になる。
①排卵
卵巣の中から卵子がとび出してくる。卵子は卵管に入る。

COLUMN

メダカでの受精

人をふくめた哺乳類の動物は、体内の生殖器の中で受精をします。しかし、メダカなどの魚はメスが産んだ卵にオスが精子をかけて、からだの外で受精をします。オスとメスが子どもをつくる行動を交尾といいます。

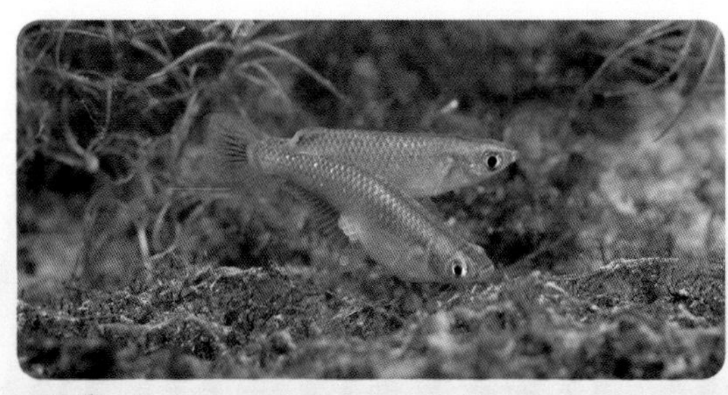

▲交尾をするメダカ。

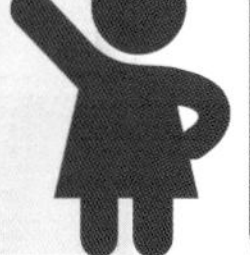

着床したあと

受精卵

分裂し続けながらかたちがかわり、人の姿になっていく。

受精卵は4～5回くらい分裂したら子宮にくっつくよ

▲4つに分裂した受精卵の電子顕微鏡写真。

7週目

受精から7～8週目、分裂を続けてからだのかたちができてきた。赤ちゃんの姿になっている。

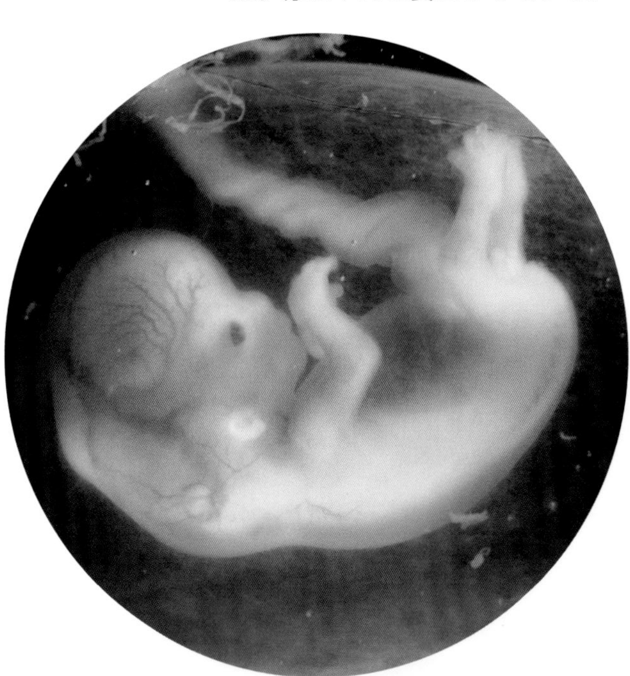

▲胎芽(→ p16)の撮影写真。

着床の拡大

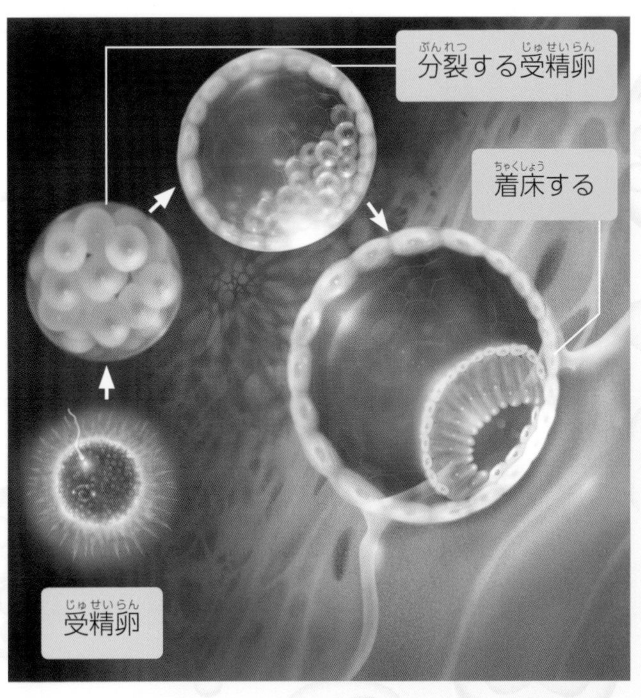

分裂しながら移動して子宮にたどりついた受精卵は、子宮のかべにくっつき、さらにもぐりこんで成長する。

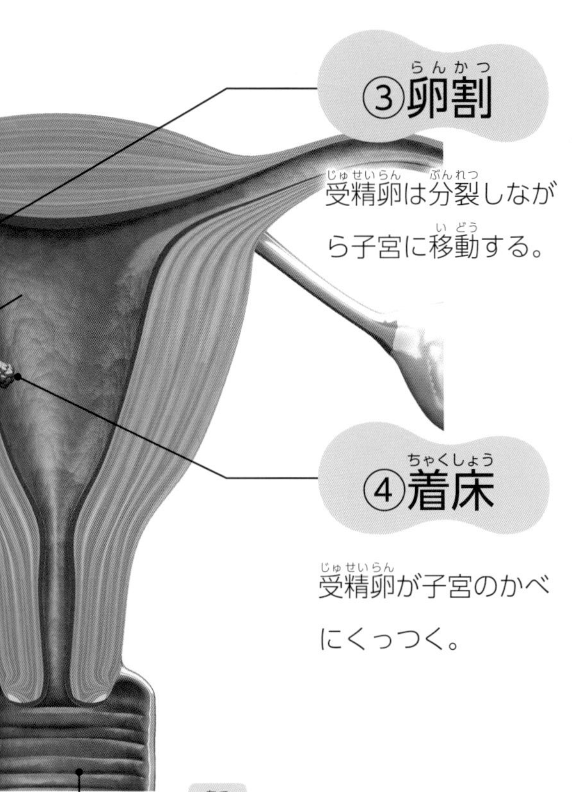

③卵割

受精卵は分裂しながら子宮に移動する。

④着床

受精卵が子宮のかべにくっつく。

赤ちゃんはどのくらいおなかの中にいてどのように成長するの？

A 受精してから38週（266日）くらい育ったあとに生まれるよ。

人によって差がありますが、38週くらいおなかの中で成長します。受精してから4～5週くらいで血管や心臓、胎盤などができてきます。9週頃になると手足のかたちがしっかりし、14週頃からからだを動かしはじめます。おなかの中の赤ちゃんは、成長によってよび名がかわります。8週まではは胎芽とよび、9週から生まれるまでを胎児とよびます。

子宮の中の成長

子宮の中で胎児が成長していくと子宮も広がり、母親のおなかが大きくなっていく。

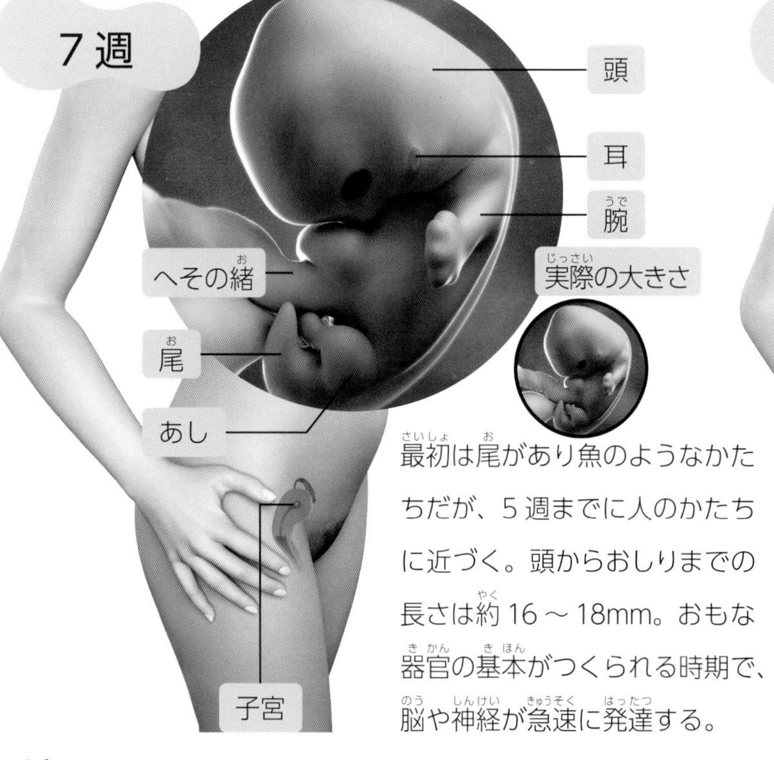

最初は尾があり魚のようなかたちだが、5週までに人のかたちに近づく。頭からおしりまでの長さは約16～18mm。おもな器官の基本がつくられる時期で、脳や神経が急速に発達する。

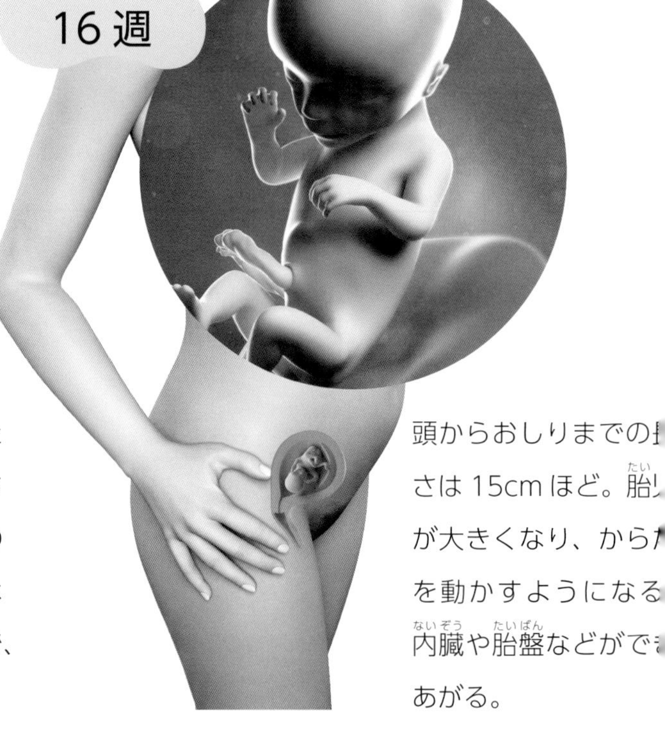

頭からおしりまでの長さは15cmほど。胎児が大きくなり、からだを動かすようになる。内臓や胎盤などができあがる。

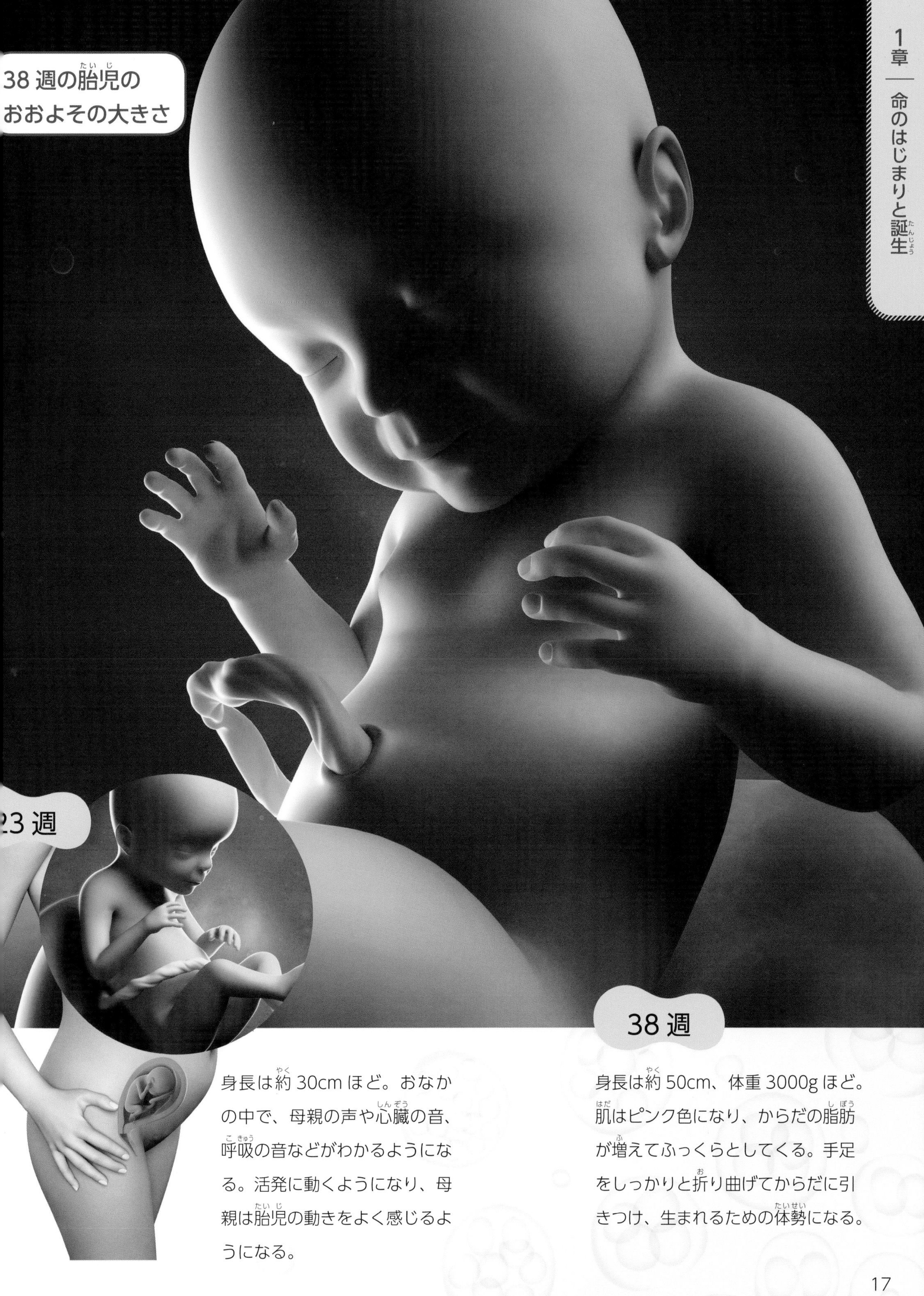

身長は約30cmほど。おなかの中で、母親の声や心臓の音、呼吸の音などがわかるようになる。活発に動くようになり、母親は胎児の動きをよく感じるようになる。

身長は約50cm、体重3000gほど。肌はピンク色になり、からだの脂肪が増えてふっくらとしてくる。手足をしっかりと折り曲げてからだに引きつけ、生まれるための体勢になる。

赤ちゃんはおなかの中にどんなふうに入っているの？

A

お母さんのおなかの子宮の中にからだを丸めて入っているよ。

精子と卵子が受精した受精卵が、お母さんの子宮の中にくっついて着床（→p14）すると、どんどん成長して人のかたちに変化していきます。ある程度大きくなると、手足を縮めてからだを丸めた体勢になります。子宮は胎児が成長するための器官です。胎児が大きくなると子宮も広がります。

胎児姿勢

胎児がとるからだを丸めたような姿勢は胎児姿勢とよばれる。これは胎児が子宮の中で自然にとるポーズで、人がリラックスできるポーズといわれている。

▼子宮の中の胎児。

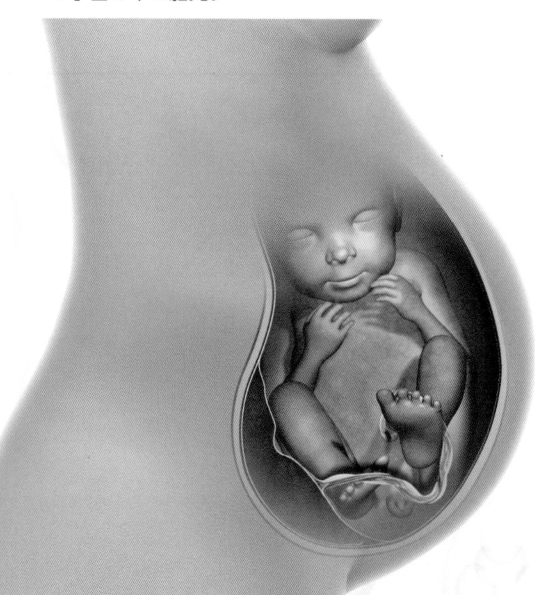

胎児姿勢は、おとながねるときにもリラックスできるポーズだよ

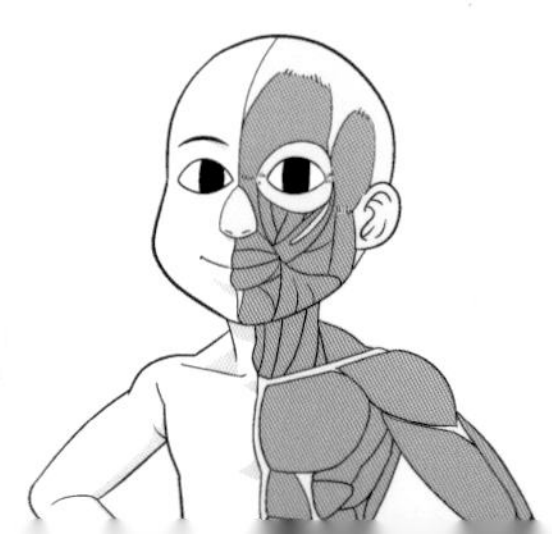

子宮の中の胎児のようす

受精後、5か月くらいの子宮の中の胎児のようすを見てみよう。

5か月ごろの身長は 25c
体重は 350g くらい。

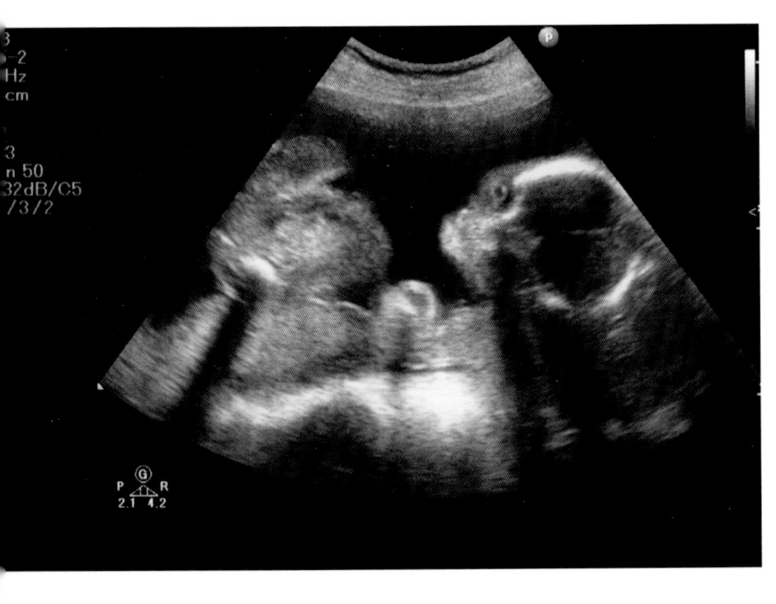

◀妊娠6か月の胎児のエコー画像。超音波（エコー）を当てて、はね返ってきた超音波を映像化したもの。病院で胎児の検査をするときに使用する。

赤ちゃんが安心して
眠っているみたいに見えるね

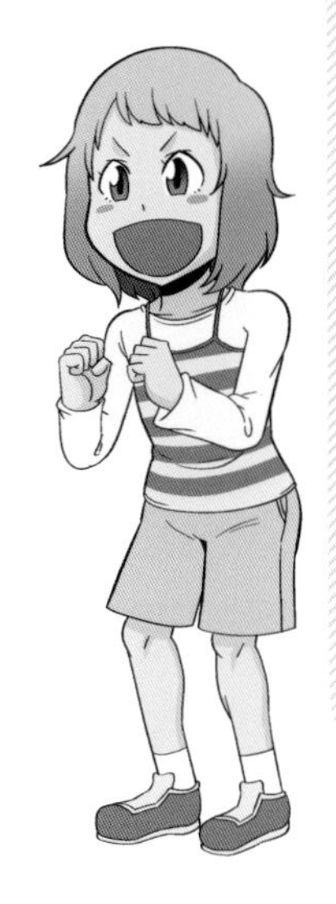

▼胎児の撮影画像。

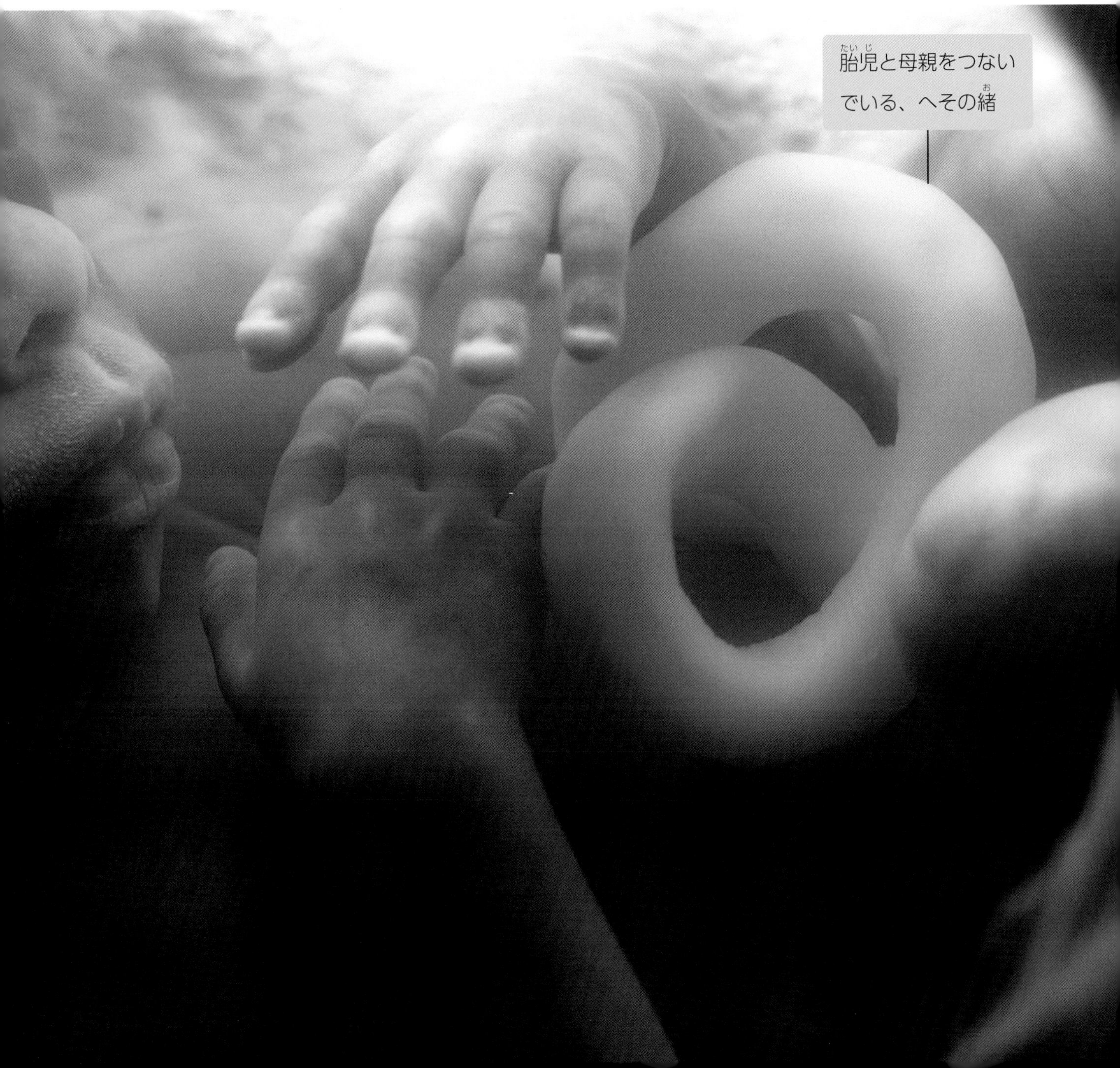

胎児と母親をつないでいる、へその緒

ほかの動物の受精卵はどんなふうに大きくなるの？

A 人の受精卵と同じように、分裂して大きくなるよ。

メダカの卵を例に見てみましょう。メダカの卵は、受精直後は１つの細胞ですが、受精して少したつと分裂をはじめます。１日たつとからだのかたちができてきて、はやいスピードで変化していきます。受精から9日くらいたった頃から、ふ化がはじまります。

メダカの受精卵のようす

魚はメスが産んだ卵にオスが精子をかけると受精卵になる。時間を追って観察すると、受精卵の中での変化のようすを見ることができる。

20分後

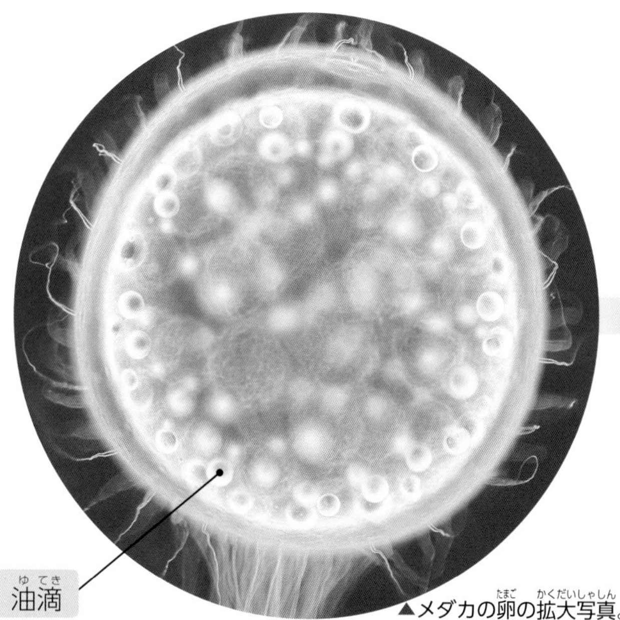

▲メダカの卵の拡大写真。

受精すると卵と膜のあいだにすきまができる。まだ細胞は１つの状態。小さい粒は油滴といって、栄養になる。

1時間

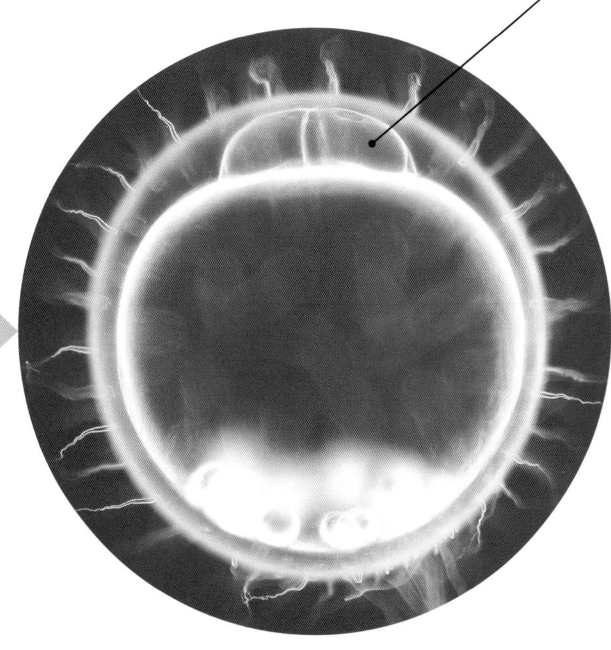

油滴が１か所に集まりはじめた。粒の反対側のふくらみは、からだのもとになる胚盤という。細胞分裂が起こり２つになっている。

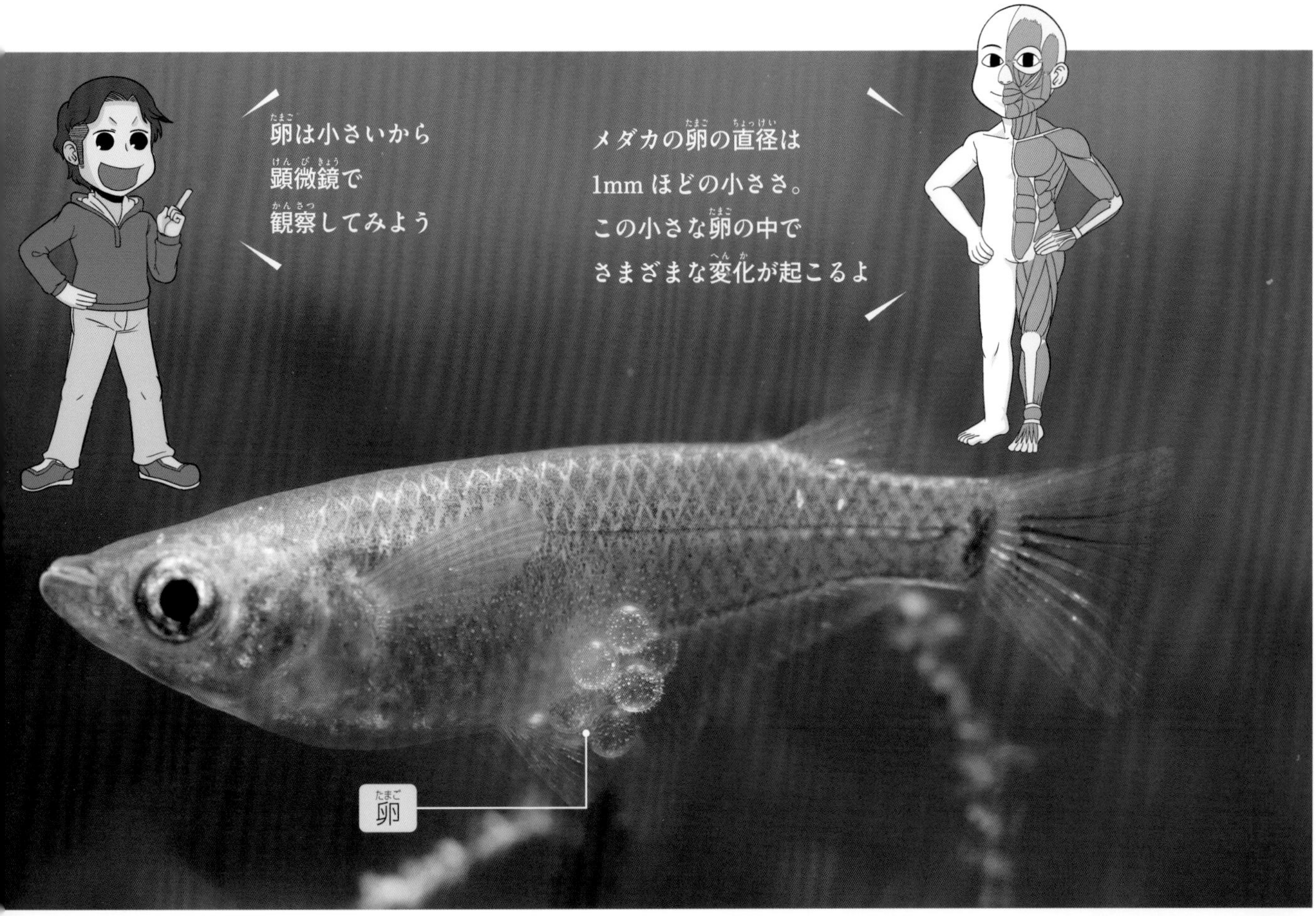

卵は小さいから
顕微鏡で
観察してみよう

メダカの卵の直径は
1mm ほどの小ささ。
この小さな卵の中で
さまざまな変化が起こるよ

卵

産卵するメダカ。

12時間

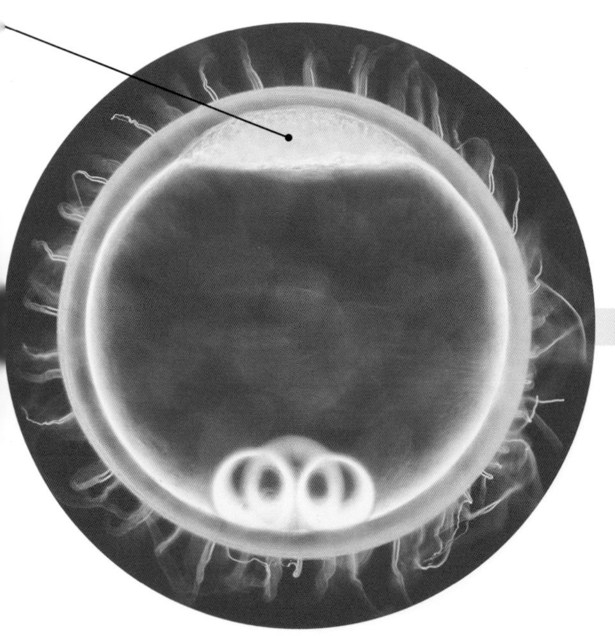

盤が分裂してたくさんの細胞になっていく。油滴は
たまって数が減っている。

2日

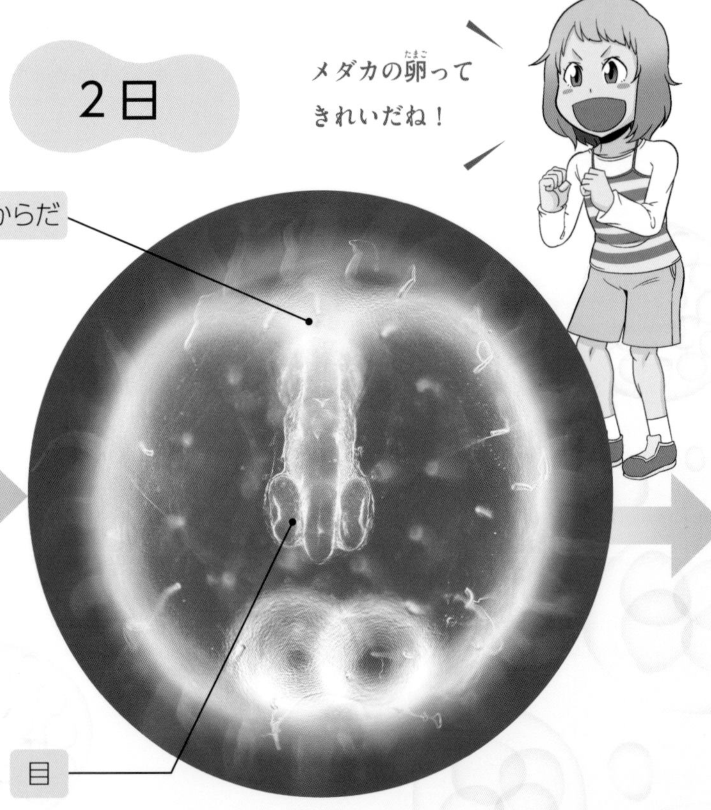

1日たつと、細長いからだのかたちになる。2日たつと目や胸びれができてくる。

人とメダカの卵くらべ

卵の大きさ	：人＝直径約 0.2mm ／メダカ＝直径約 1mm
1 回に産む卵の数	：人＝基本的に 1 つ／メダカ =10 ～ 50 個ほど
生まれるまでの長さ	：人＝約 38 週間／メダカ =10 日前後
生まれるときの大きさ	：人＝身長約 50cm、体重約 3000g ／メダカ＝体長約 3 mm

卵の中に長いからだが
丸まって入っていて、
ちょっときゅうくつそう

5日

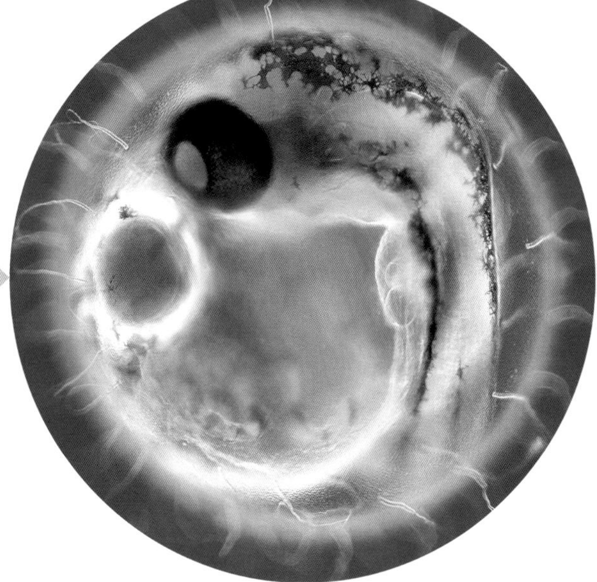

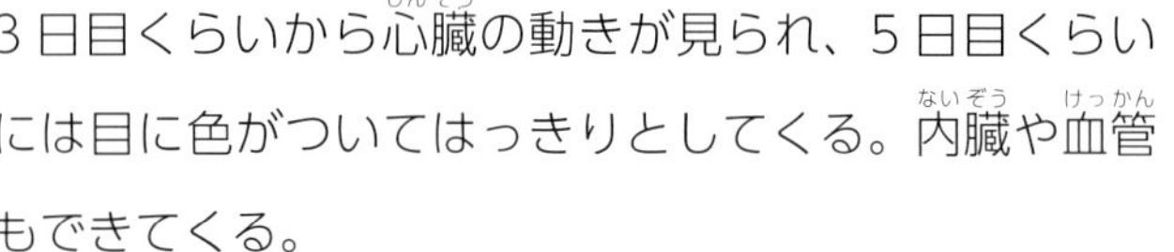

3 日目くらいから心臓の動きが見られ、5 日目くらいには目に色がついてはっきりとしてくる。内臓や血管もできてくる。

7日

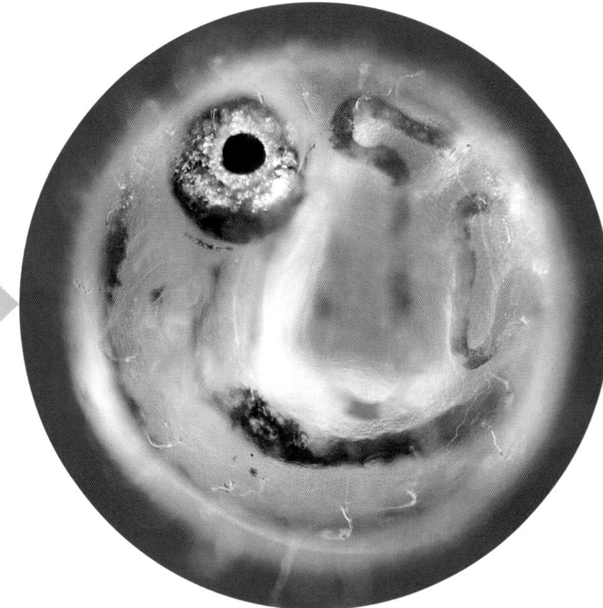

すっかり魚のかたちができあがる。尾びれを動かし りからだを回転させたりするようになる。

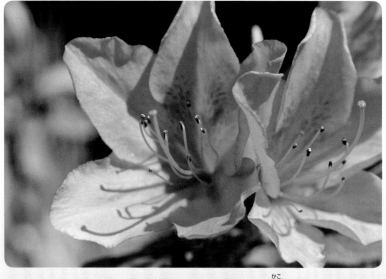

▲ツツジの花。真ん中にのびた部分がめしべ。そのまわりを囲むようにおしべがある。

植物の命のはじまり

動物はオスの精子とメスの卵子の受精 よって新しい命が生まれ、次の世代へつ ぎます。植物の花にも動物のオスとメス ように、「おしべ」と「めしべ」がありま おしべの先にある花粉が、めしべの先（ 頭）につくことを受粉といいます。受粉 ると、花粉がめしべのつけ根にある胚珠 いう部分まで届きます。そこで受精して 子ができ、次の世代を残すのです。

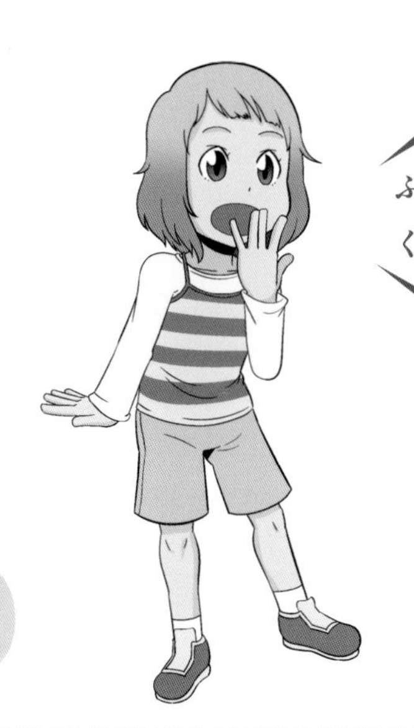
ふ化してから２〜３か月
くらいで成魚になるよ！

▼メダカの稚魚。

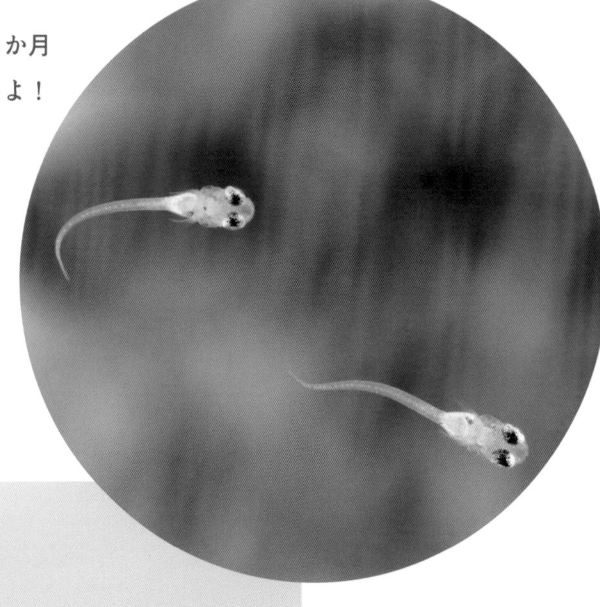

11日

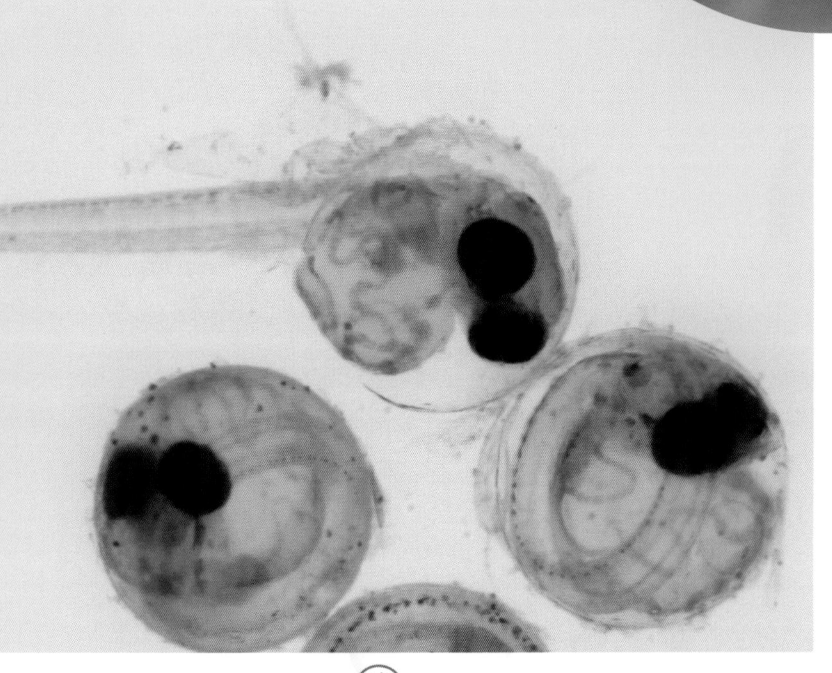

からだをくるくると回転して動かし、卵の膜をやぶって尾から出てきてふ化する。生まれたばかりの体長は3mmほど。

COLUMN

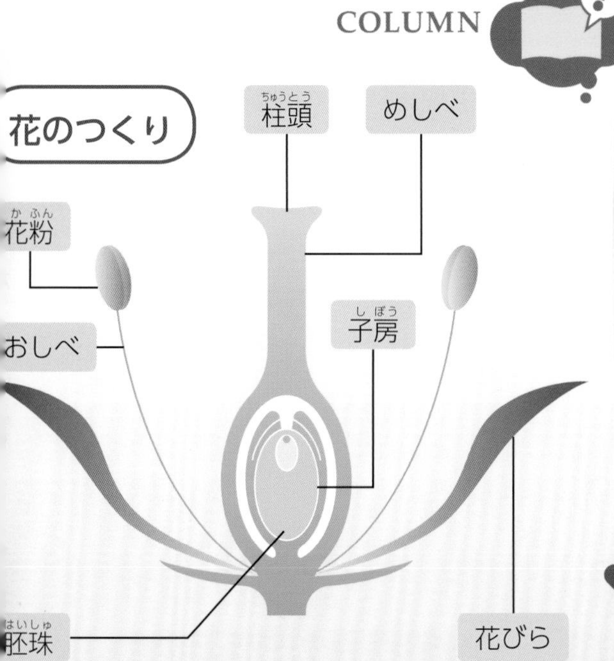

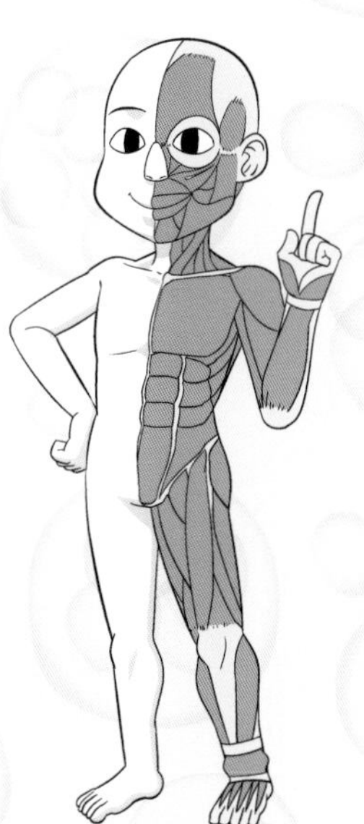
卵のときは
メダカのほうが大きいのに、
生まれるときは人のほうが
とても大きくなっているよ！

赤ちゃんはおなかの中で食べたりねたりするの？

A

ねるけど食べないよ。栄養はお母さんからもらうんだ。

母親のおなかにある子宮の中で育つ胎児は、みなさんと同じように、成長するための栄養や、酸素が必要です（→４巻）。おなかの中の赤ちゃんは自分で食べ物を食べることはできないし、鼻や口で息をすることもできないので、母親の血液から必要なものをもらっているのです。胎児は、「胎盤」と「へその緒」で母親とつながっていて、そこから栄養や酸素を受け取ります。そして、胎児も眠ります。成長が進むと、20 ～ 30 分ごとに眠ったり起きたりをくり返すようになります。

胎盤

円盤状の器官で母親の血液が通っている。血液の中から栄養や酸素が胎児に送られる。

羊水

胎児の成長に必要な成分がふくまれる水分。胎児を守るクッションや、感染を防いだりする役目をする。

へその緒

胎児と胎盤をつないでいる。血管が通っていて、胎盤の栄養や酸素を胎児に送る。

お母さんから酸素をもらうから、羊水の中でもおぼれないんだね

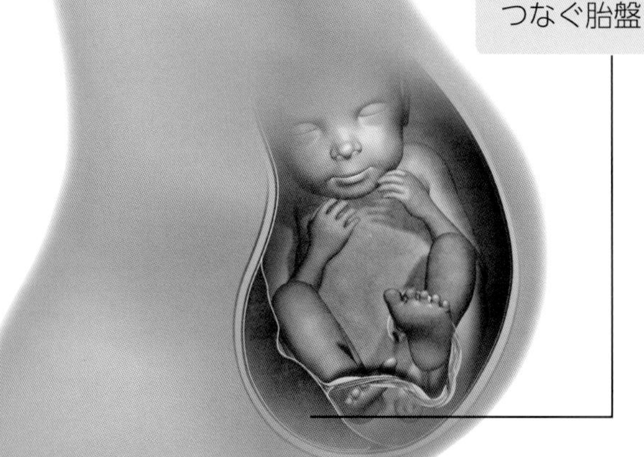

母親と胎児をつなぐ胎盤

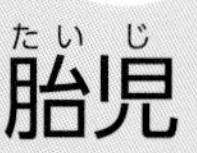

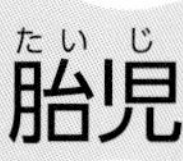

胎児

胎児と胎盤のようす

子宮の中の胎児と、子宮の器官としての役割を見てみよう。

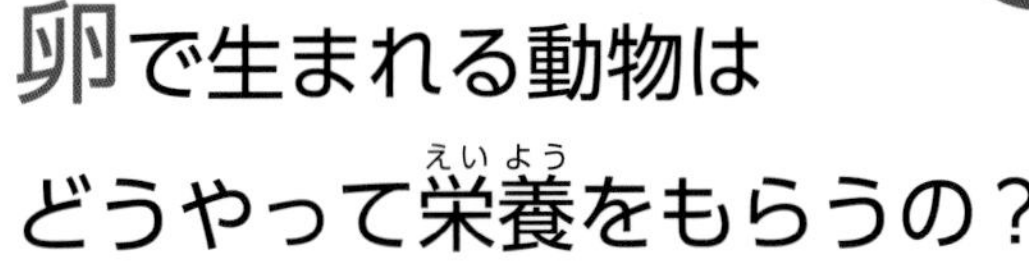

卵で生まれる動物はどうやって栄養をもらうの？

魚など卵から生まれる動物は、母親とはつながっていません。栄養ははじめから卵の中に入っています。卵にある黄身（卵黄）が、育つための養分なのです。卵の中でからだが成長すると、卵黄は小さくなっていきます。

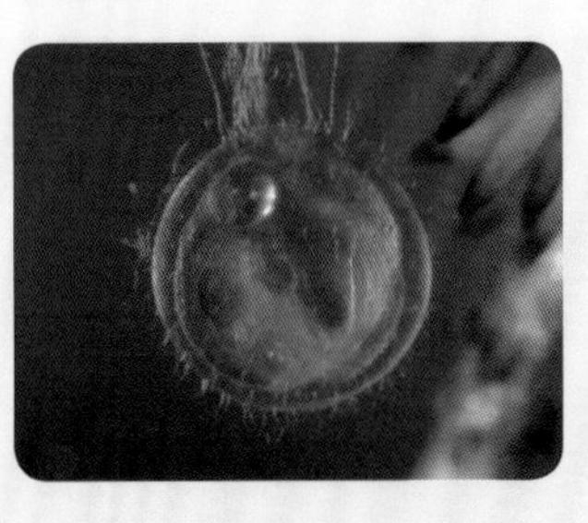

産卵６日目ごろのメダカの卵。卵の内側のうすい膜で包まれているようなものが卵黄。

子宮

母親の骨盤（→１巻）の中にある。胎児が生まれてくるまで育つ場所。

胎盤は胎児の成長とともに大きくなって、栄養や酸素を送るよ

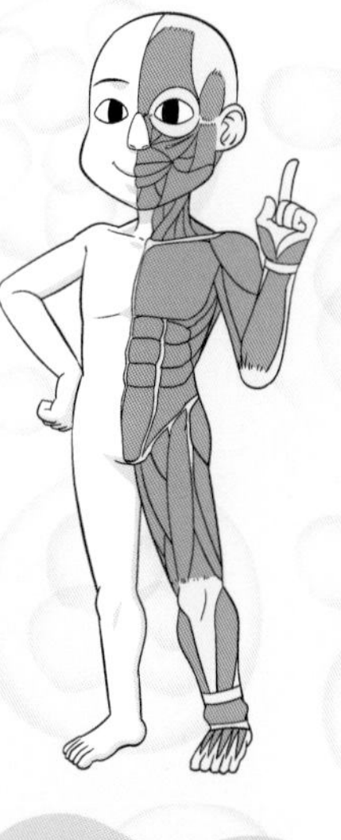

頭が下

子宮口

赤ちゃんが生まれるとき お母さんのおなかの 中からどうやって出てくるの？

A 子宮の出口から回転しながら出てくるよ。

受精してから38週ほどたつと、胎児が生まれてくる頃です。胎児は頭を下のほうに向けて、子宮から出る準備をはじめます。いよいよ生まれるときになると、陣痛という数分おきに子宮が縮む動きが起こり、胎児を外に出そうとします。胎児は子宮の出口を通りやすいように、少しずつ頭やからだを回転させながら出てきます。

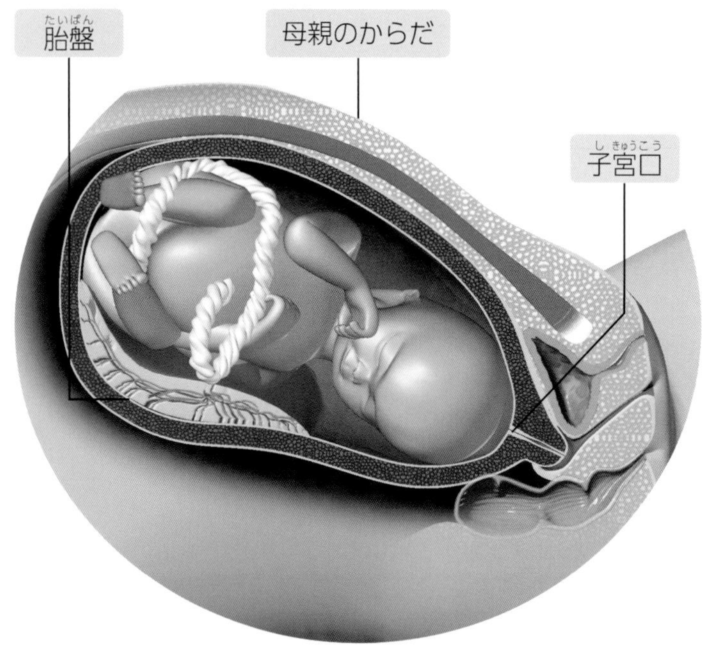

頭が出はじめる

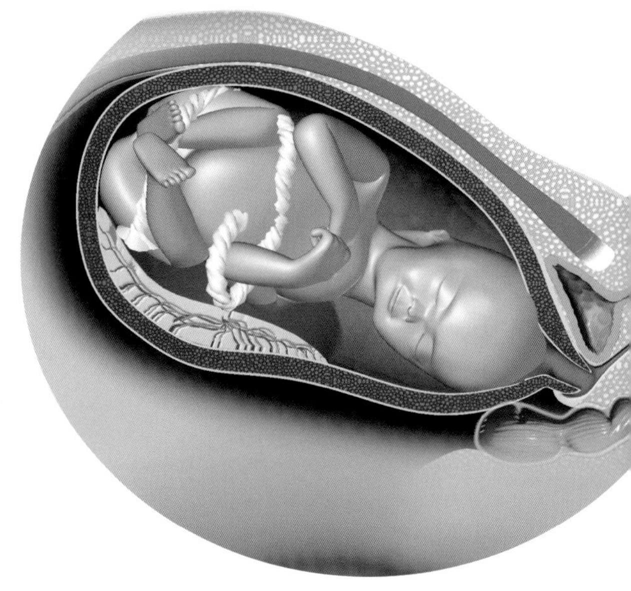

子宮の出口が広がると、胎児は頭とからだを回転させて出口から出やすい向きになる。まだやわらかい胎児の頭は、せまい出口や産道を通るときはかたちがかわ

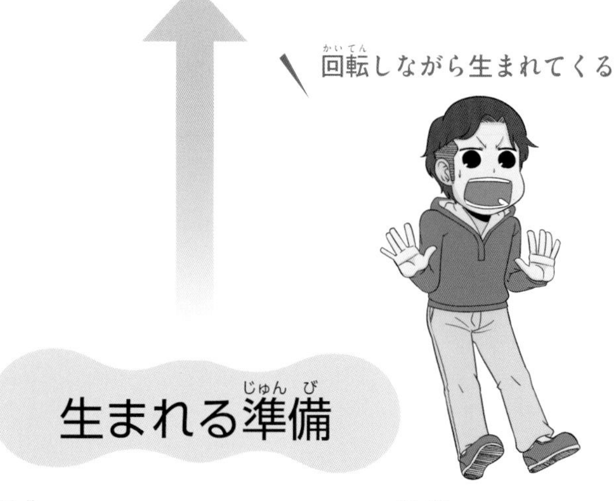

生まれる準備

胎児がじゅうぶん育つと、母親の陣痛がはじまる。胎児はからだを横向きにして、頭を子宮の出口を頭でさすようにする。このとき、膜がやぶれて破水が起こる

胎児が生まれるまで

子宮の中で育った胎児は、せまい子宮口を通って母親の体外に出てくる。

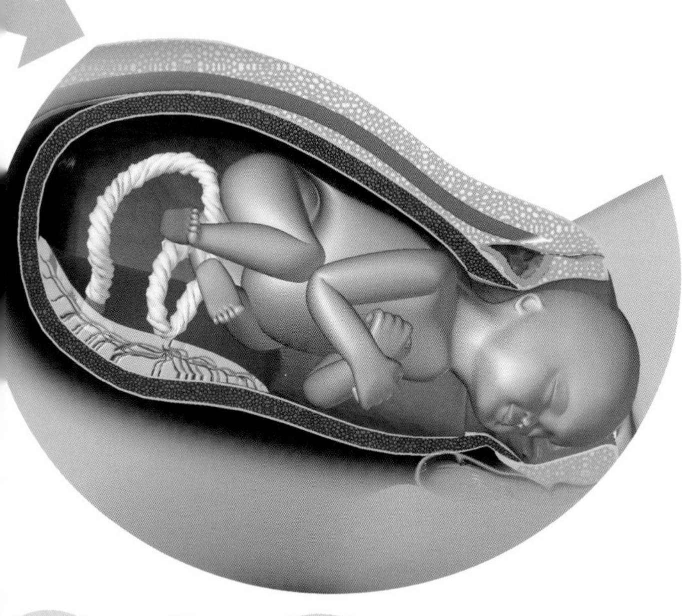

「逆子」といって、まれに、
あしから出てくることもある。
子宮がうまく広がらず、
産むのが大変になるよ

頭から生まれてくるのにも
意味があるんだね

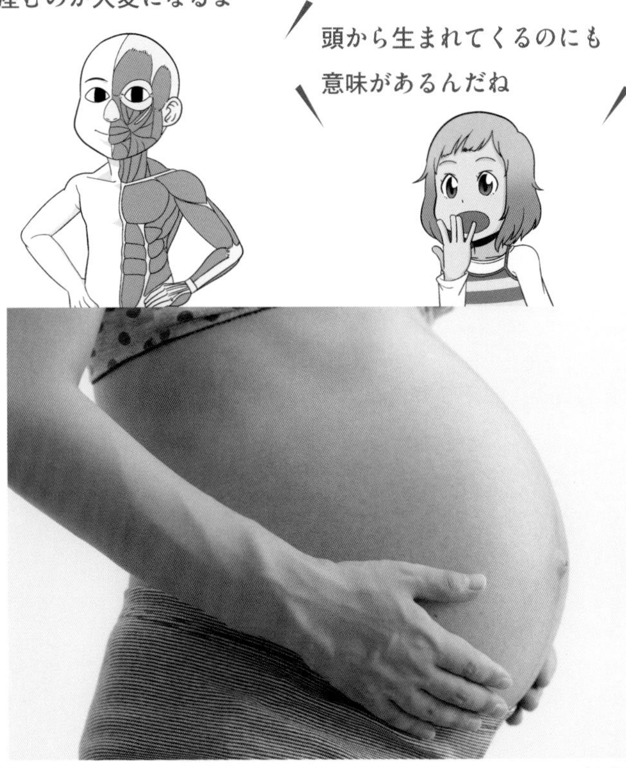

▲子どもがもうすぐ生まれる頃の母親のおなか。大きく育った胎児で、おなかがふくらんで前にはり出している。

子宮から出る

子宮の出口から頭が出ると、また回転して横向きにもどる。頭の次は肩が片方ずつ出て、最後にあしが出る。

生まれた後

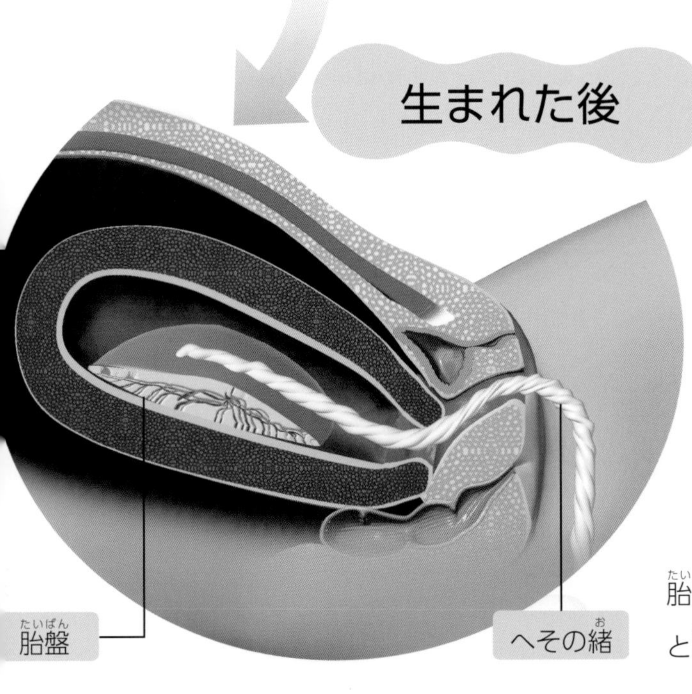

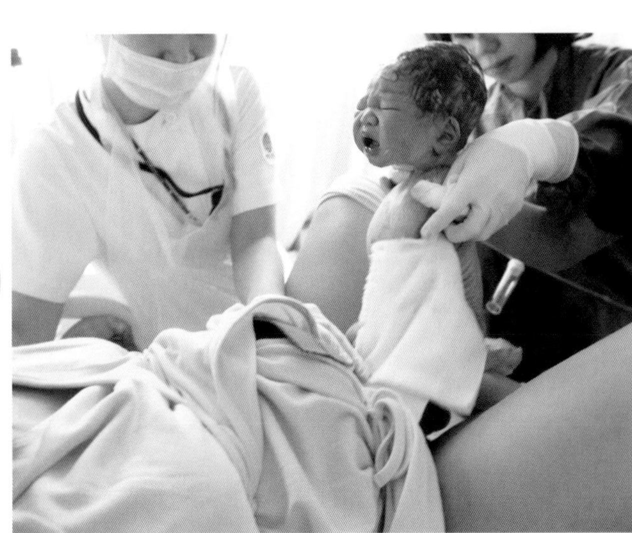

▲赤ちゃんを産んだ母親と、生まれたばかりの赤ちゃん。

胎児が生まれた後の子宮には、胎盤が残る。少したつと胎盤も子宮からはがれて出てくる。

人以外の動物はどうやって生まれるの？

A おもに、お母さんのおなかから生まれるものと、卵から生まれるものがいるよ。

人以外の哺乳類の多くは、人と同じように母親のおなかにある子宮から生まれます。そのほかの動物の多くは、卵から生まれます。ニワトリやスズメなどの鳥類、トカゲやカメなどのは虫類、カエルやイモリなどの両生類、メダカやサケなどの魚類などは卵から生まれます。親が卵をあたためる動物もいれば、産みっぱなしでめんどうをみない動物もいます。

魚類

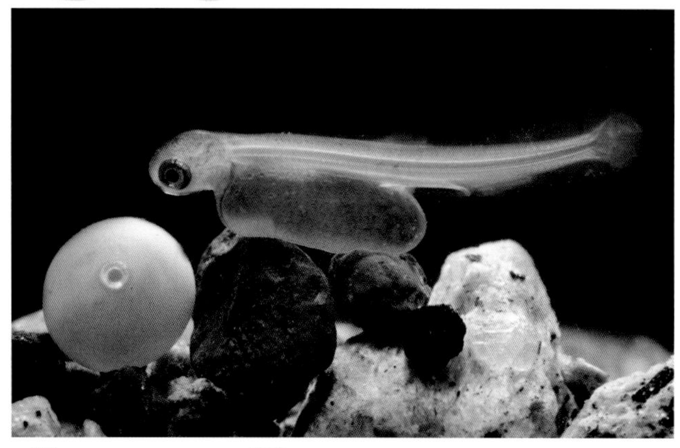

▲卵からかえったサケの稚魚。

動物の仲間ごとの生まれ方

哺乳類以外の多くの動物は卵から生まれる。同じ卵からでも、陸で生まれるものと水中で生まれるものがいる。

哺乳類

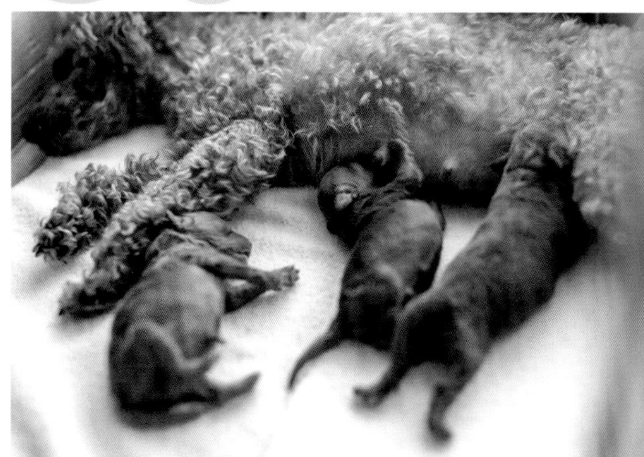

▲生まれたての子犬と母乳を与える母犬。

子どもは母親の子宮で育ち、大きくなったら生まれてくる。

種類によって卵の殻がかたいものとやわらかいものがあるよ

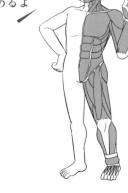

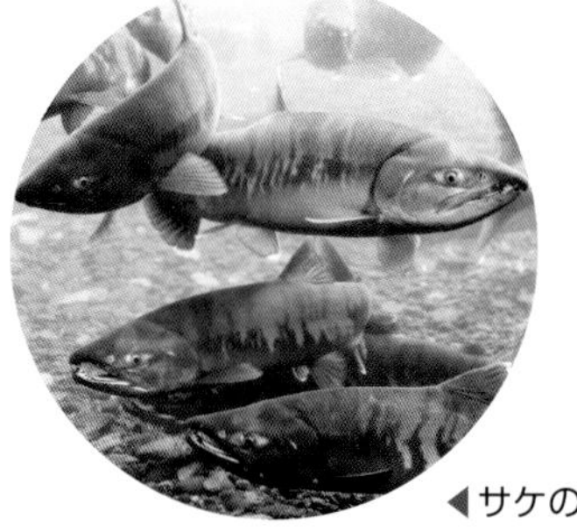

◀サケの成魚。

やわらかい卵を水中に産む。子どもはひとりで卵からかえるが、なかには親が世話をする種類もいる。

鳥類

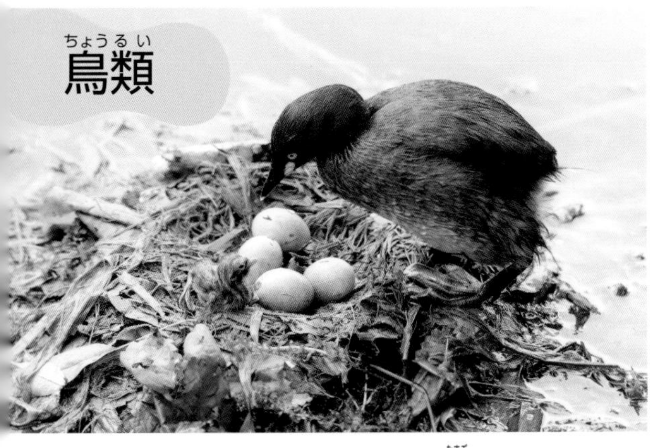

▲カイツブリの親と卵からかえったひな。

たい卵を陸に産む。母親が産んだ卵をあたため、ひなは卵の中の卵黄を養分にして成長する。

卵のつくり（ニワトリ）

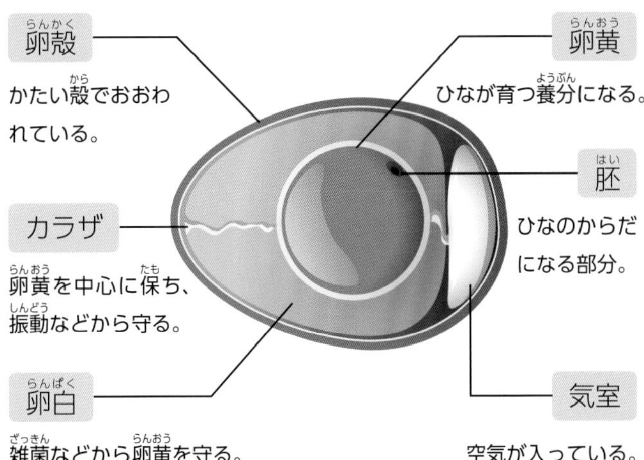

卵殻
かたい殻でおおわれている。
卵黄
ひなが育つ養分になる。
胚
ひなのからだになる部分。
カラザ
卵黄を中心に保ち、振動などから守る。
卵白
雑菌などから卵黄を守る。
気室
空気が入っている。

両生類

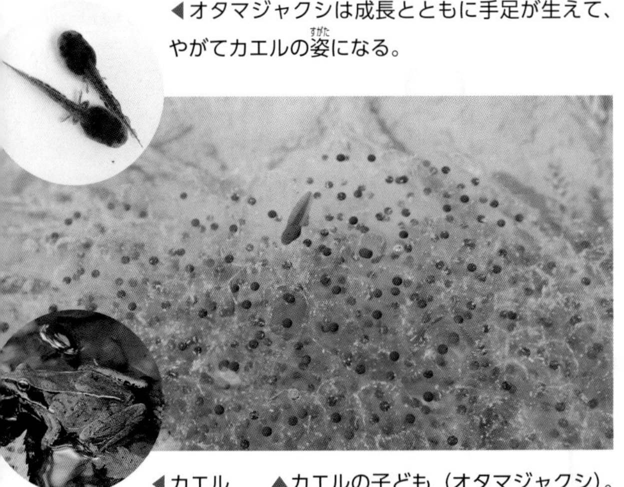

◀オタマジャクシは成長とともに手足が生えて、やがてカエルの姿になる。

◀カエル　▲カエルの子ども（オタマジャクシ）。

わらかい卵を水辺に産む。親と子どもは姿やくらし方がちがう。子どもはひとりで卵からかえるが、なかには親が世話をする種類もいる。

は虫類

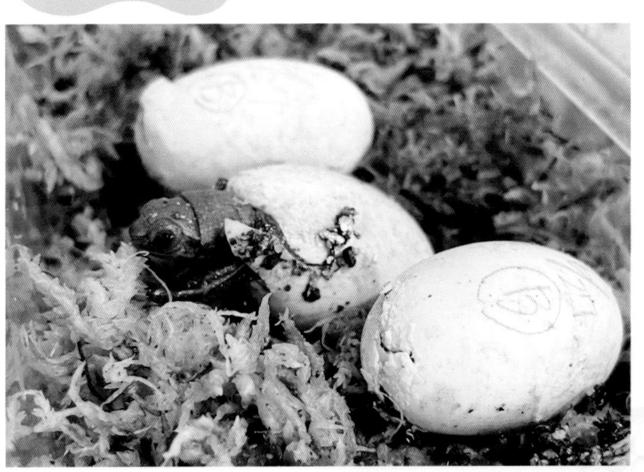

▲卵からかえったカメの子ども。

卵から生まれる。多くは母親が卵を産みっぱなしで、子どもはひとりで卵からかえる。なかには親が世話をする種類もいる。

COLUMN

動物が１回に産む数

動物によって、子どもや卵を産む数がちがいます。からだが大きなものや敵が少ないもの、親が子どもの世話をよくするものは産む数が少ない傾向にあります。小さくて敵から狩られる側のもの、産みっぱなしのものは産む数が多くなります。

【哺乳類が１回に産む数】

シロナガスクジラ……１頭（世界最大の動物）
アフリカゾウ…………１頭（陸上最大の動物）
キタオポッサム……20頭前後（最も子どもを産む）
イヌ……５～10頭
ノウサギ…２～4頭
トラ……２～３頭

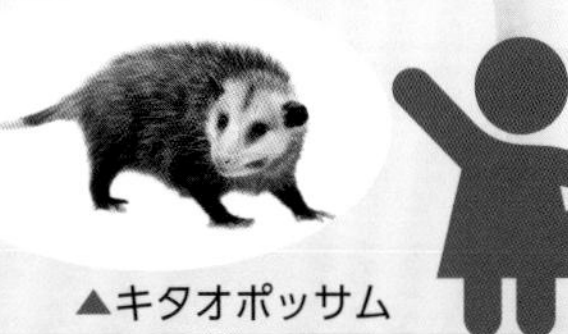

▲キタオポッサム

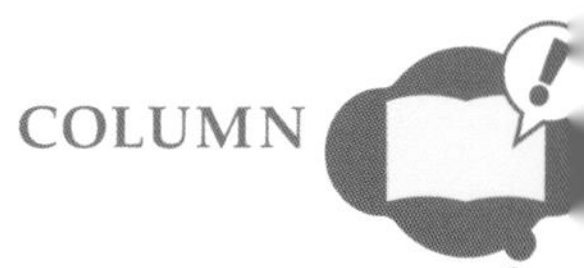

いろいろな動物の子どものかたち

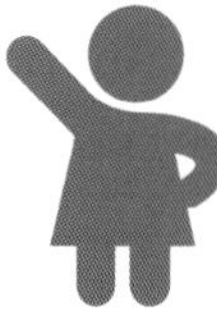

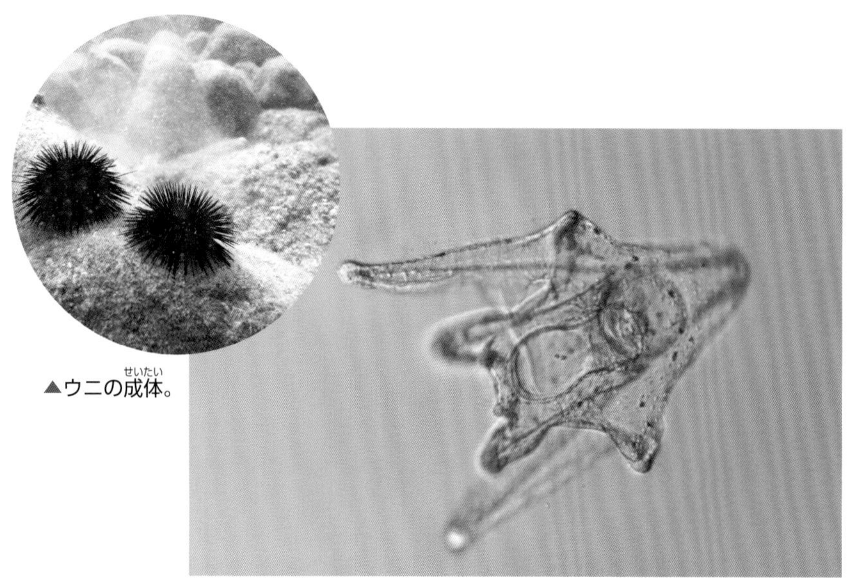

▲ウニの成体。

▲ウニの幼生。

ウニ

親と異なる姿をしています。海の中を漂いながらくらし、成長するにつれ親と同じ姿になり、海底でくらすようになります。

◀カニの成体

カニ

海の中を漂いながらくらします。最初は親と全く異なる姿でゾエアとよばれ、少し成長するとメガロパとよばれます。成体になると海底や砂浜などでくらします。

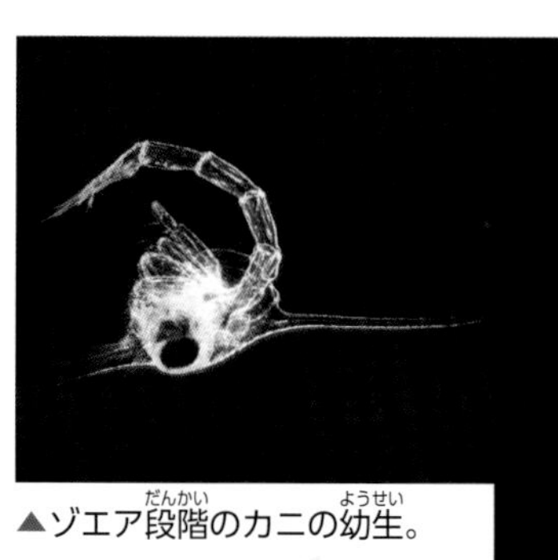

▲ゾエア段階のカニの幼生。

▲メガロパ段階のカニの幼生。

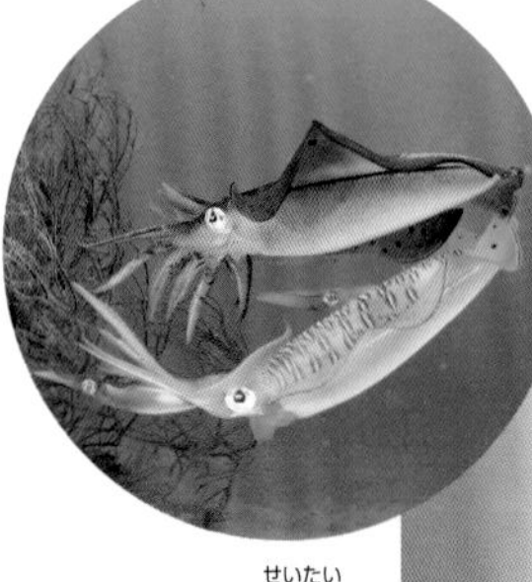

▲イカの成体。

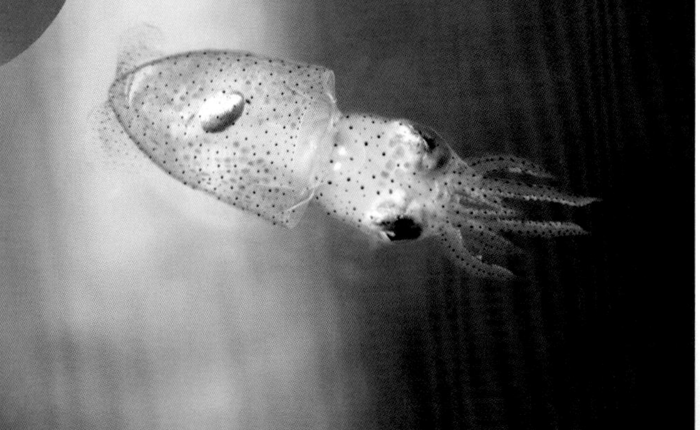

▲イカの子ども。

イカ

親とほとんど同じ姿で生まれます。子どもの頃は点々とした色素が目立ちます。親も子も海の中を泳いでくらします。

※幼生……動物の成長途中で、まだ親と同じ姿になっていない段階のもの。

動物は、哺乳類（→ p8）などの背骨をもつ「脊椎動物」と、背骨をもたない「無脊椎動物」との、大きく
つのグループに分けられます（→ 1 巻）。ここでは無脊椎動物の子どもたちを紹介します。無脊椎動物
親と大きく姿が異なるものが多く、さらに成長段階でも姿がかわるものがいます。

カタツムリ

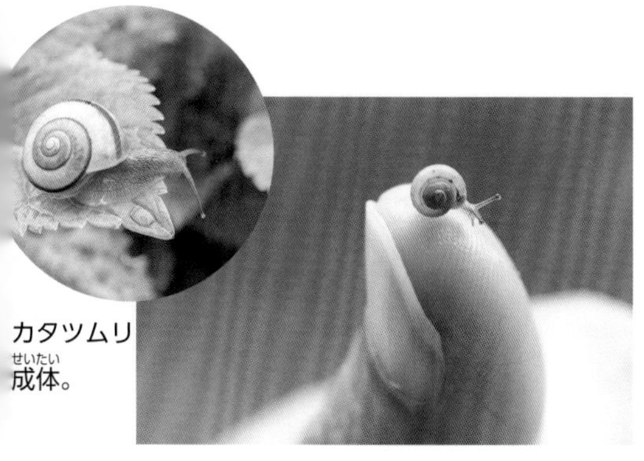

カタツムリ成体。

◀カタツムリの子ども。

親とほとんど同じ姿で生まれます。
生まれたときから殻をもっています。
親も子も地面でくらします。

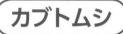

カブトムシ

親と異なる姿をしています。幼虫は土の中で成長し、やがてさなぎになります。さなぎの中で成虫の姿がつくられます。さなぎの皮を脱いで成虫になります。

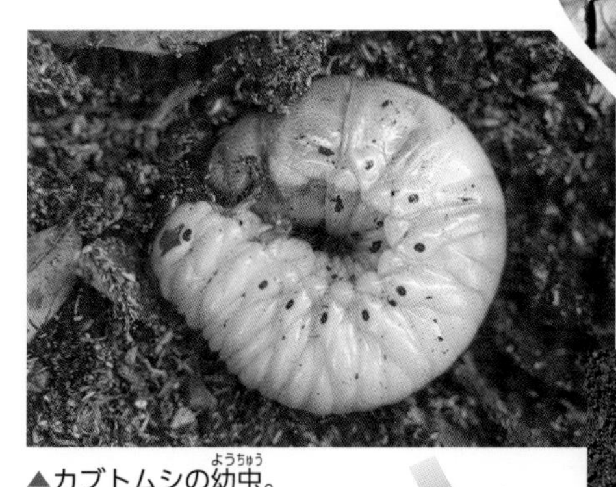

▲カブトムシの成虫。

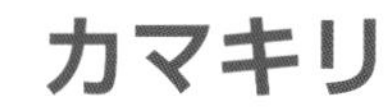

▲カブトムシの幼虫。

▲カブトムシのさなぎ。

カマキリ

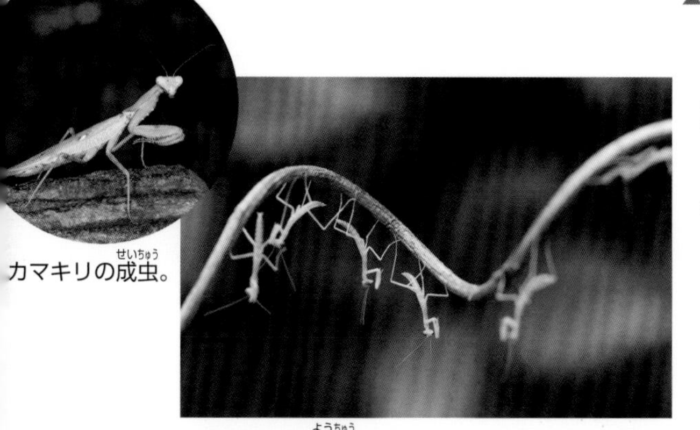

カマキリの成虫。

▲カマキリの幼虫。

親とほとんど同じ姿で生まれます。成虫になるまで、はねはありません。くらし方も同じく、植物の上などでくらします。昆虫は種類によって、幼虫の時期が親と異なる姿のものと、親と同じ姿のものがいます。

トンボ

親と異なる姿をしています。幼虫はヤゴとよばれ、水中でくらします。成虫になるとはねが生え、陸上をとんで移動します。

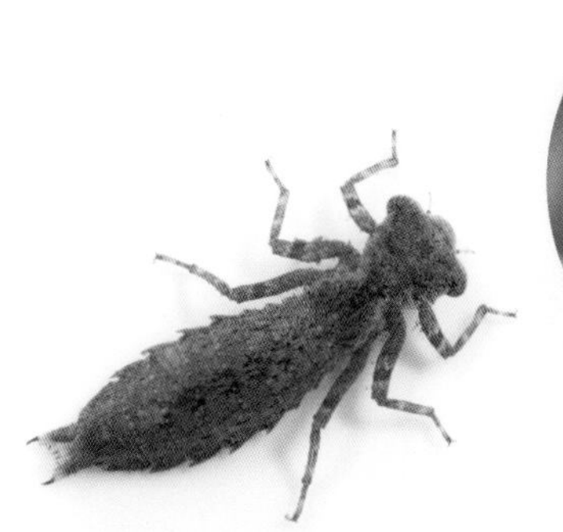

▲トンボの幼虫（ヤゴ）。

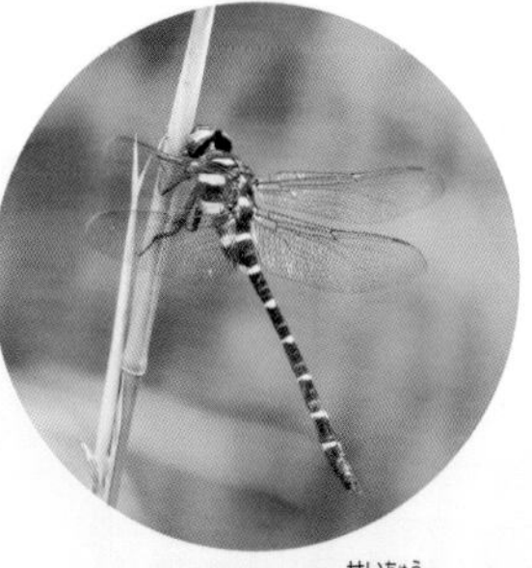

▲トンボの成虫。

2章

子育てと成長

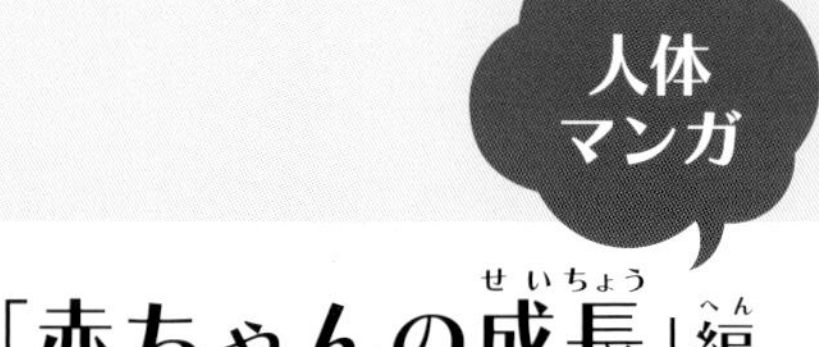
人体
マンガ

赤ちゃんは生まれながらにできることと、成長するとできるようになることがある。赤ちゃんの成長を見てみよう。

「赤ちゃんの成長」編

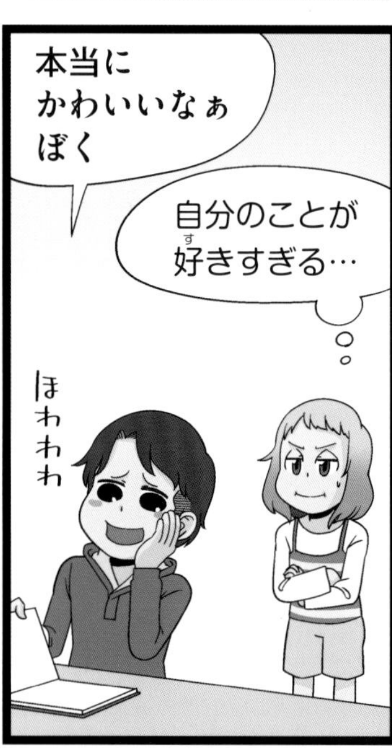
本当に
かわいいなぁ
ぼく
自分のことが
好きすぎる…
ほわわわ

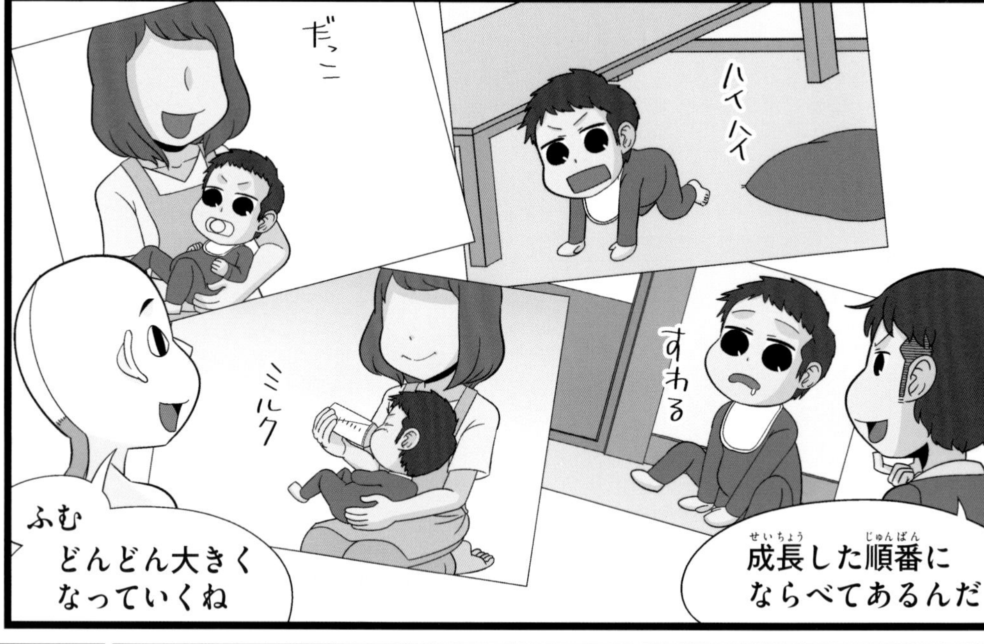
だっこ
ハイハイ
ミルク
すわる
ふむ
どんどん大きく
なっていくね
成長した順番に
ならべてあるんだ

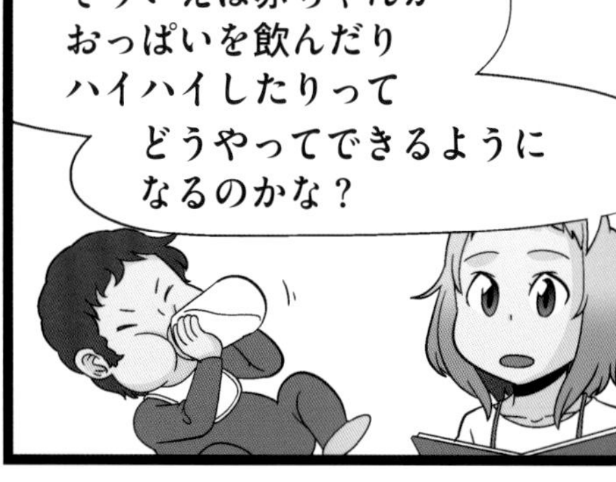
そういえば赤ちゃんが
おっぱいを飲んだり
ハイハイしたりって
どうやってできるように
なるのかな？

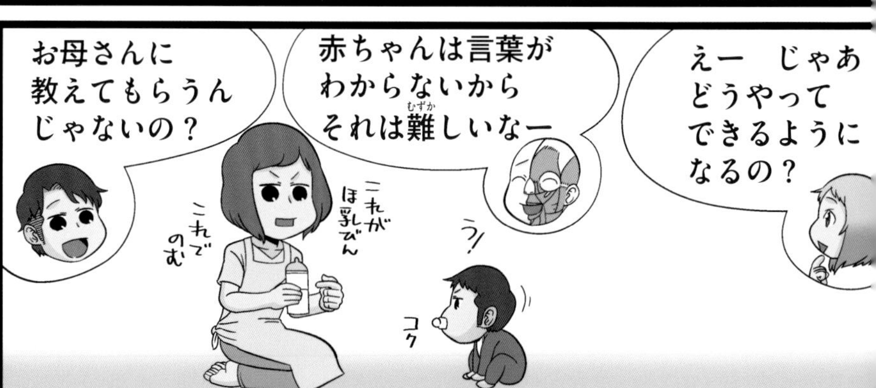
お母さんに
教えてもらうん
じゃないの？
これでのむ
これがほ乳びん
う！
コク
赤ちゃんは言葉が
わからないから
それは難しいなー
えー　じゃあ
どうやって
できるように
なるの？

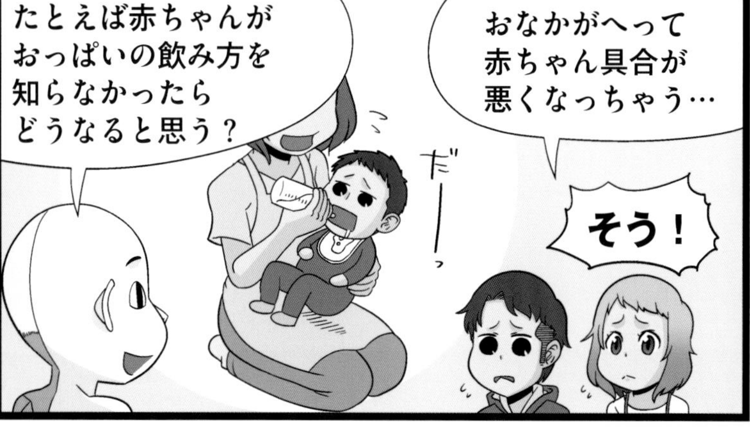
たとえば赤ちゃんが
おっぱいの飲み方を
知らなかったら
どうなると思う？
おなかがへって
赤ちゃん具合が
悪くなっちゃう…
だー
そう！

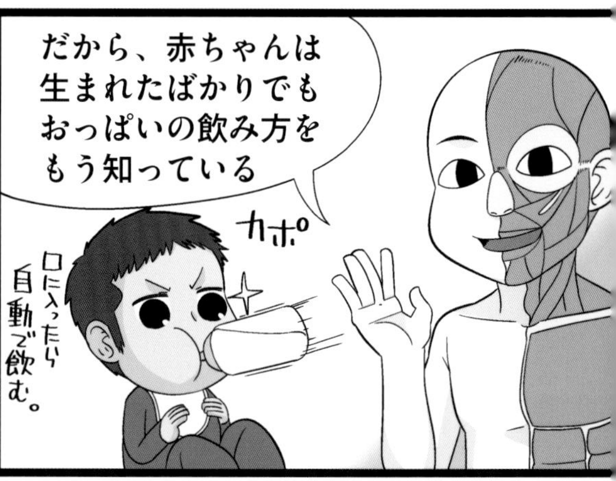

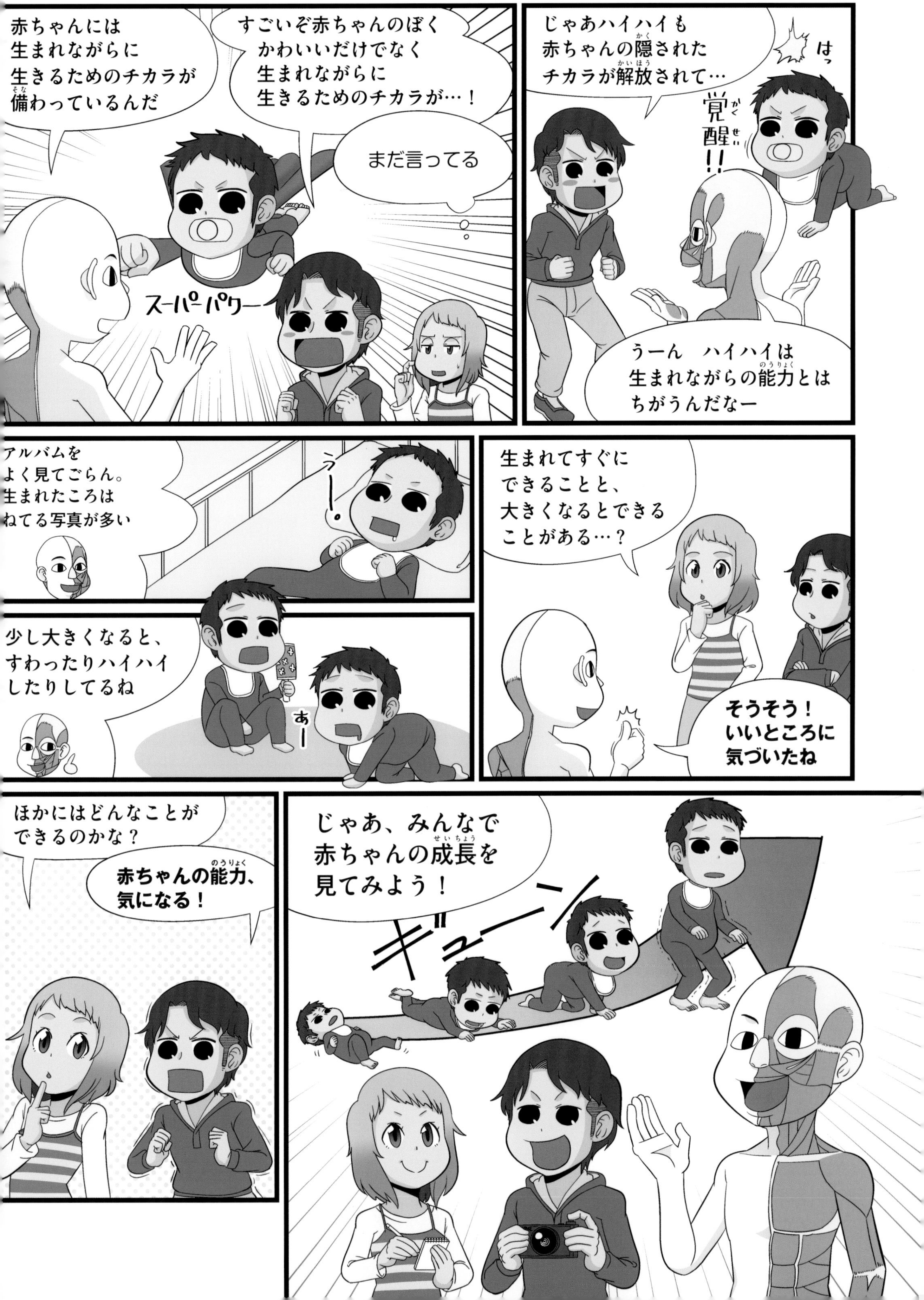

赤ちゃんには
生まれながらに
生きるためのチカラが
備わっているんだ

すごいぞ赤ちゃんのぼく
かわいいだけでなく
生まれながらに
生きるためのチカラが…！

まだ言ってる

スーパーパワー

じゃあハイハイも
赤ちゃんの隠された
チカラが解放されて…

はっ

覚醒!!

うーん　ハイハイは
生まれながらの能力とは
ちがうんだなー

アルバムを
よく見てごらん。
生まれたころは
ねてる写真が多い

うー。

少し大きくなると、
すわったりハイハイ
したりしてるね

あー

生まれてすぐに
できることと、
大きくなるとできる
ことがある…？

そうそう！
いいところに
気づいたね

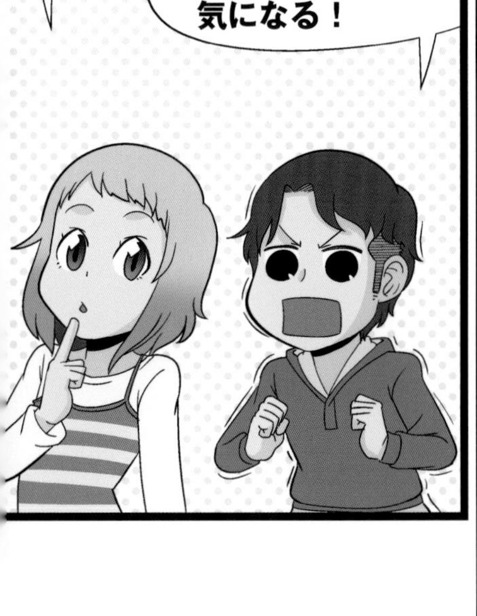
ほかにはどんなことが
できるのかな？
赤ちゃんの能力、
気になる！

じゃあ、みんなで
赤ちゃんの成長を
見てみよう！

ギューン

生まれたばかりの赤ちゃんはどんな姿なの？

A

頭のかたちが少し変形していて、からだがぬれているよ。

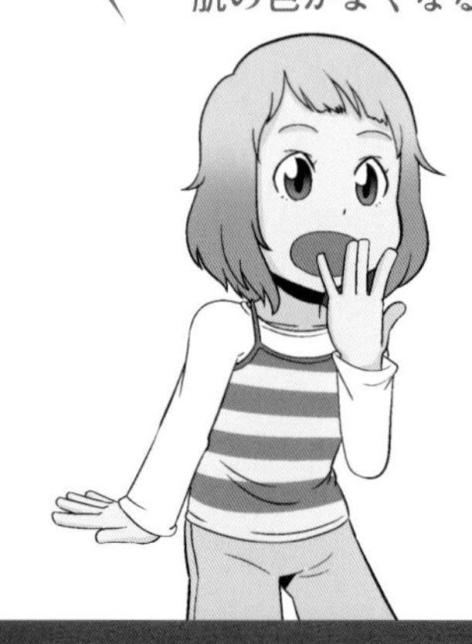

泣いて呼吸をすると、
からだに酸素がいきわたって
肌の色がよくなるよ

母親の子宮から出てきたばかりの赤ちゃんは、羊水（→ p24）でぬれていて、せまい産道をぬけてきたため、頭のかたちが少し変形しています。子宮から出てしばらくは、呼吸ができず酸素不足でからだの色が紫色です。髪は生えていますが、目ははれぼったく、はっきりとはひらいていません。

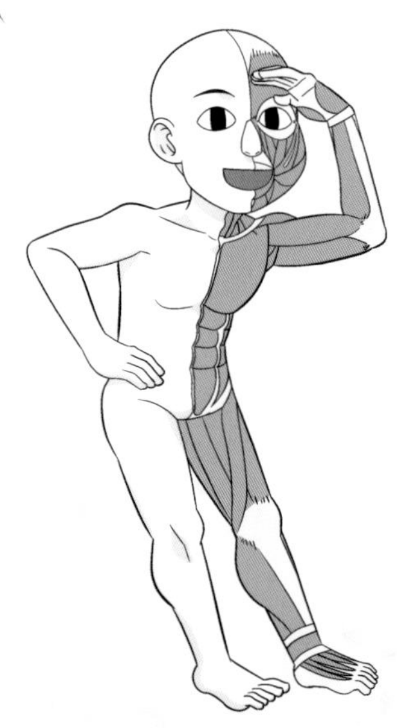

医師や看護師さん、助産師さんなどに
助けてもらいながら生まれてくるよ

出産直後

母親の子宮から産道を通って、生まれてきたばかりの赤ちゃん。母親の陣痛がはじまってから生まれてくるまで、平均して 4 〜 12 時間ほどかかる。変形した頭のかたちは、何日かしてもとにもどる。母親とつながっていたへその緒（→ p24）は、生まれたときに切る。

赤ちゃんの誕生のようす

病院で母親の子宮から出てきたところを取り上げられた赤ちゃん。

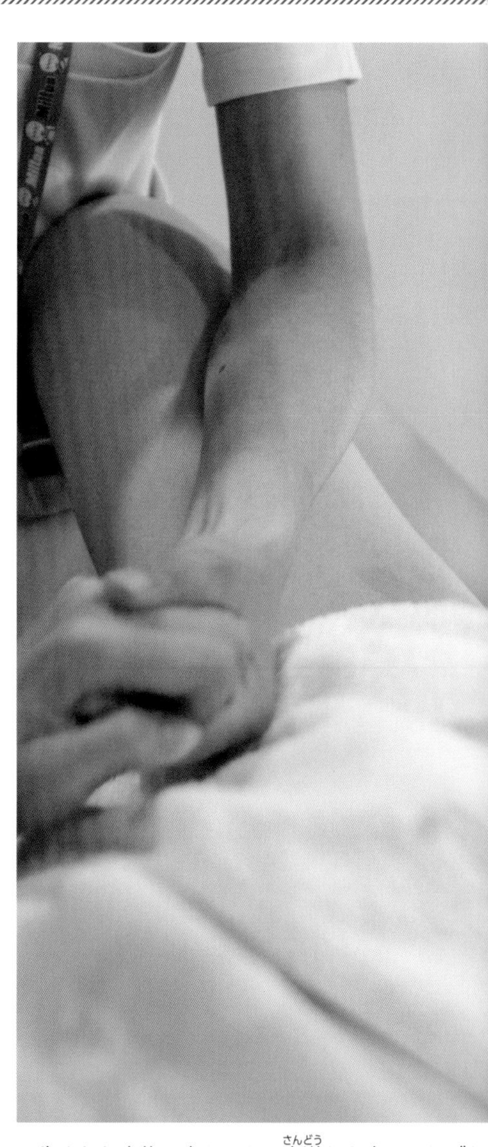

▲生まれた直後の赤ちゃん。産道から出てきたばかりで頭のかたちがかわっている。

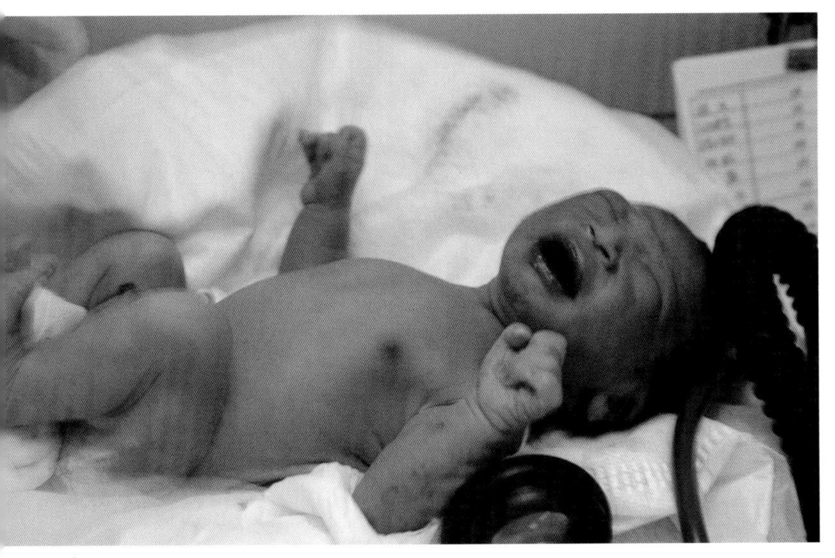

元気に泣く赤ちゃん。

生まれたばかりの赤ちゃん

赤ちゃんは生まれてくると、大きな声で泣く。このときに息を吸いこんで、肺で呼吸ができるようになる。子宮の中では、母親とつながっているへその緒（→p24）から酸素をもらうが、生まれるとへその緒は切れるので、自分の肺で呼吸をするようになる。

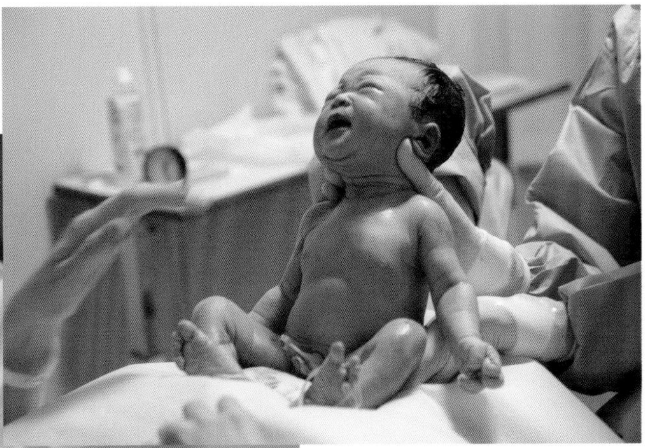

▲へその緒を切った赤ちゃん。へその緒のあとが、へそになる。

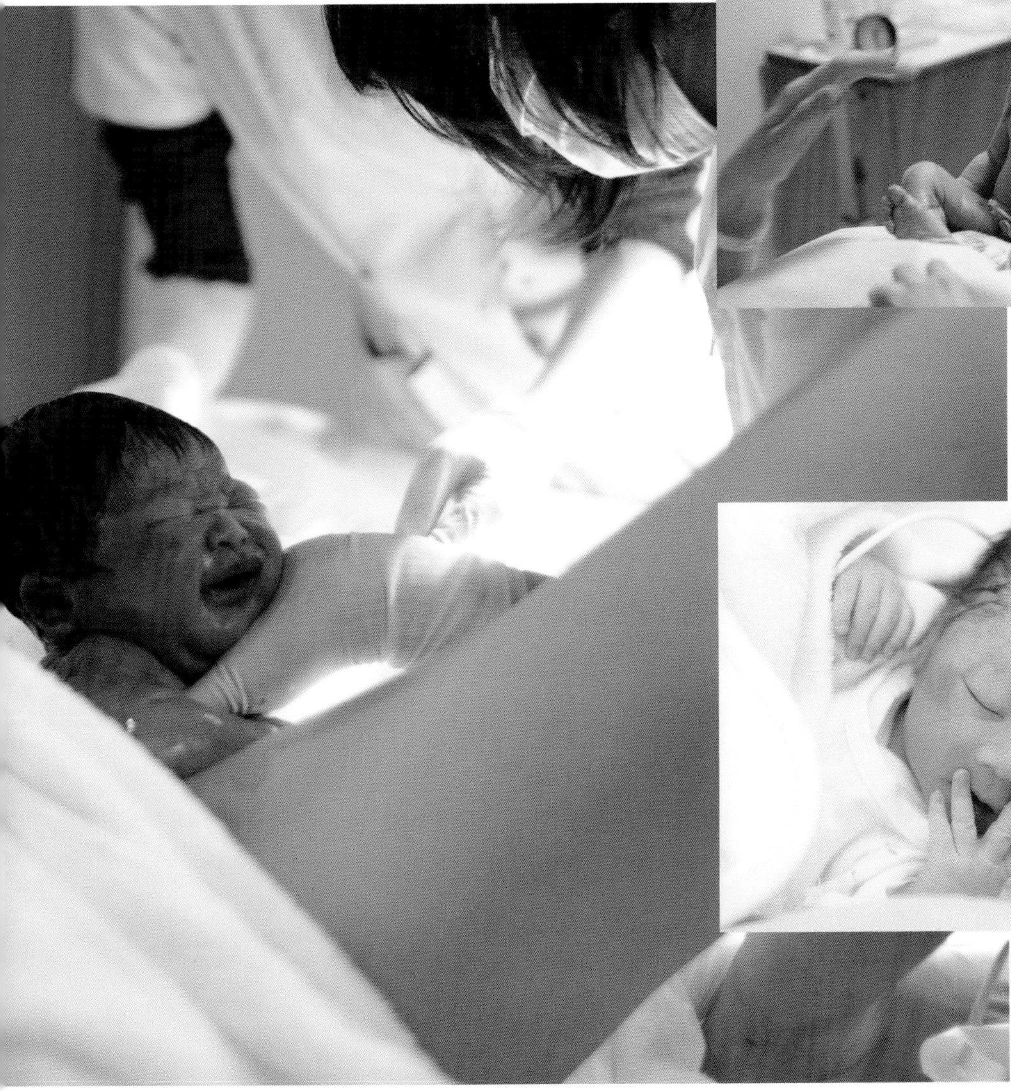

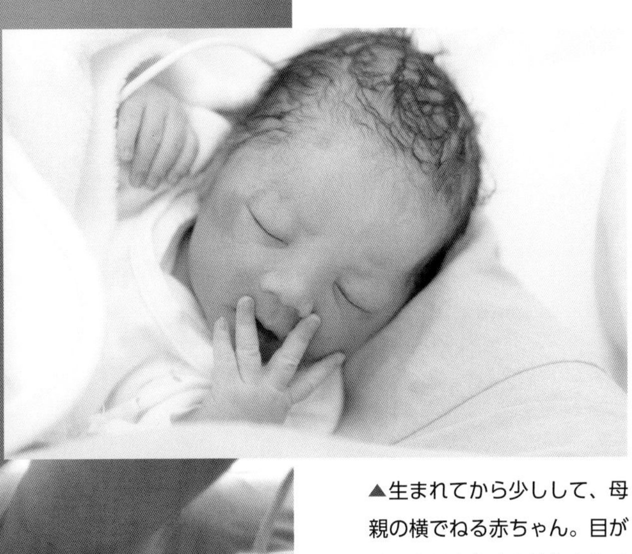

▲生まれてから少しして、母親の横でねる赤ちゃん。目がはっきりひらくのは生まれてすぐの場合もあれば、何週間かたってからのこともある。

生まれたばかりの赤ちゃんは何もできないの？

A

生まれたときからできる行動があるよ。

人の赤ちゃんは、まわりの人に世話をしてもらって成長し、少しずつ動作や能力を身につけていきます。しかし、ものをつかんだり、おっぱいを探して飲んだり、生まれたときからすでに備わっている能力がありま
これは、まわりの刺激に無意識に反応す
「原始反射運動」といいます。この運動は
生まれてからしばらくたつと消えていきます

赤ちゃんの原始反射運動

原始反射運動のなかのいくつかを紹介。まわりの人がさわったり大きな音をたてたりすると、反射運動が見られる。

原始反射運動は、赤ちゃんが生きるため、発達するための基本的な能力なんだよ

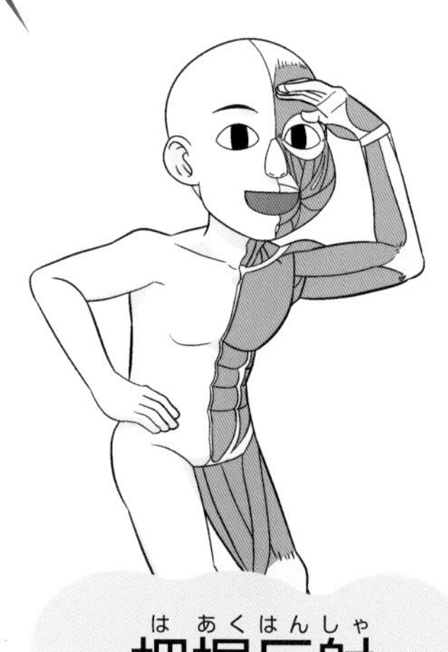

把握反射

赤ちゃんの手をさわると、ぎゅっとにぎってくる動作。手の把握反射は「手掌把握反射」、あしの把握反射は「足底把握反射」という。

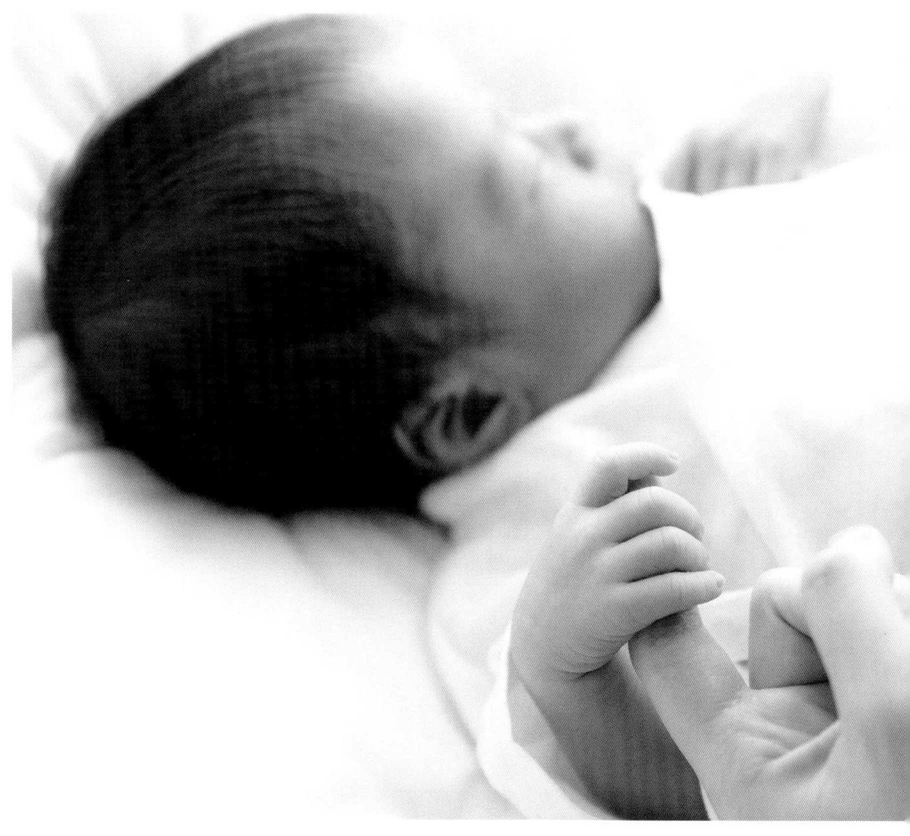

▲母親の指をにぎる。

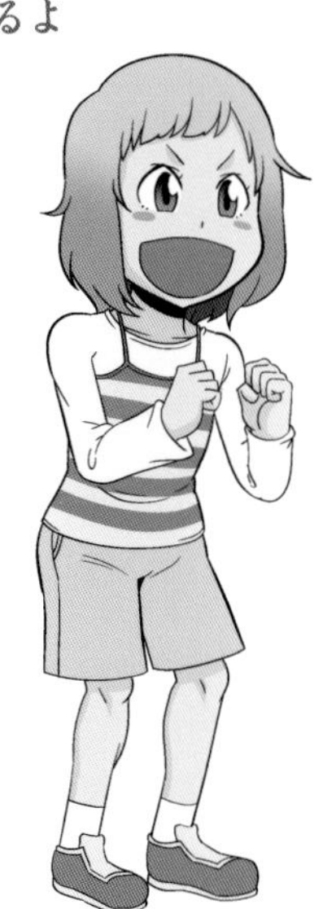
ここで紹介したもの以外にも原始反射運動はたくさんあるよ

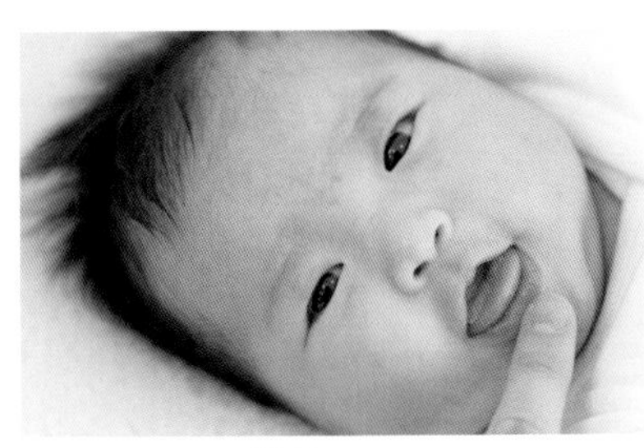
▲口にふれると反応する。

探索反射・捕捉反射

探索反射はくちびるにものがふれると、探すように顔を向ける動作。捕捉反射はものに吸いつくようにする動作。お母さんのおっぱいを探すための反射といわれる。

モロー反射

まぶしい光や大きな音を感じたり、急にからだがかたむいたりしたときに、手足をびくっとさせてひらいて、何かにしがみつくようにする動作。

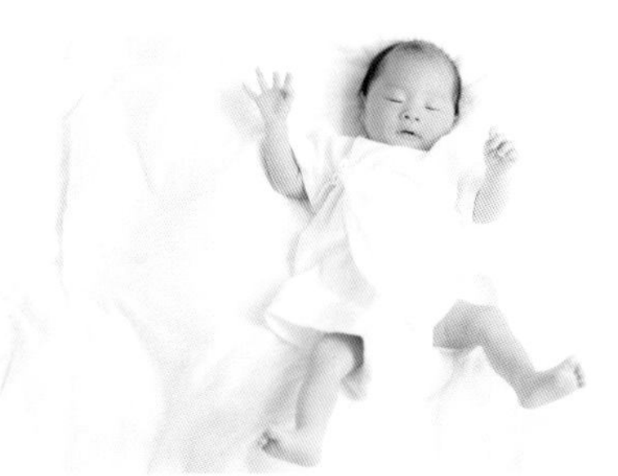
▲おどろいて手足をひらく。

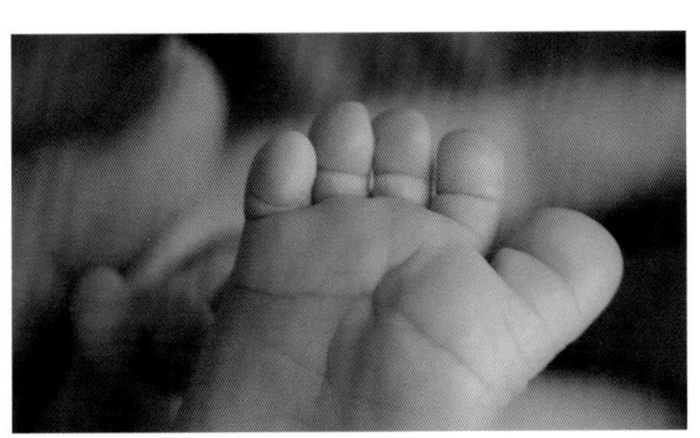
▲あしの指をひらく。

バビンスキー反射

あしの裏の小指側をこすると、あしの親指が反って、ほかの指がひらく動作。バビンスキー動作は生きるために必要な反射運動とは異なり、特に何かの役割はしていない。

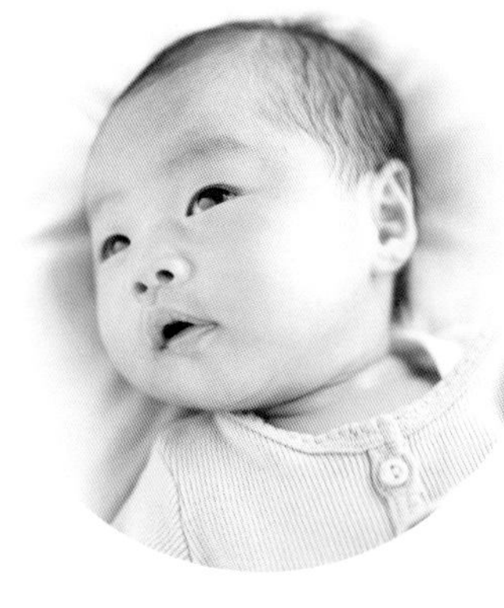
◀生まれたばかりの赤ちゃんの目は、光を感じたり、ぼんやり見える程度。わかる色は白、黒、灰色で、発達することで見える範囲が広がっていく。

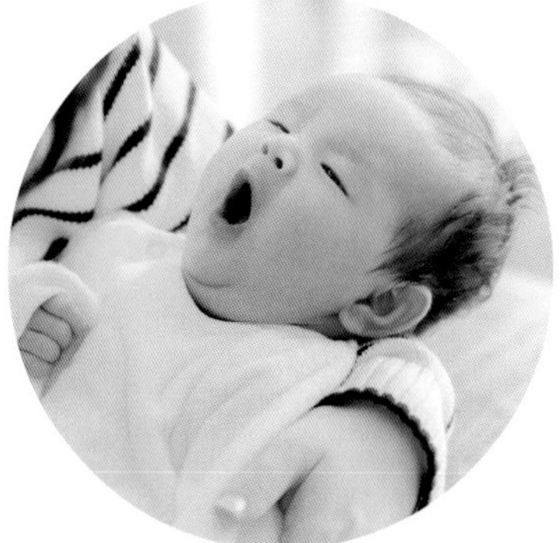
◀生まれたばかりの赤ちゃんも、眠くなるとあくびをする。

COLUMN

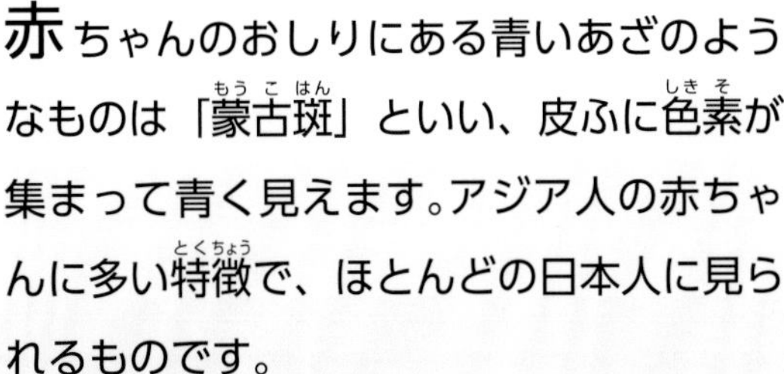

アジア特有の赤ちゃんの特徴

赤ちゃんのおしりにある青いあざのようなものは「蒙古斑」といい、皮ふに色素が集まって青く見えます。アジア人の赤ちゃんに多い特徴で、ほとんどの日本人に見られるものです。

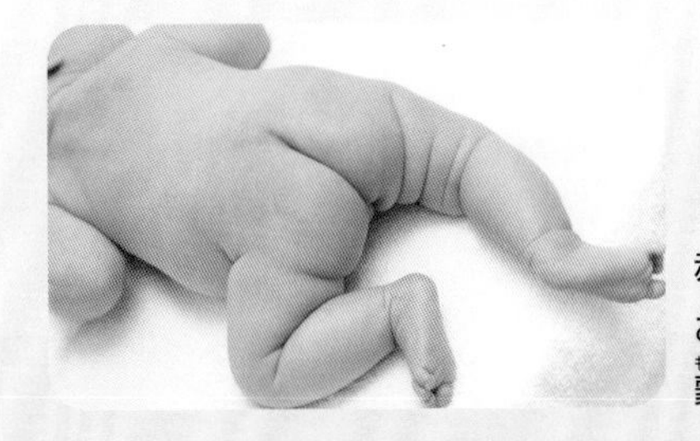
赤ちゃんのおしりにある蒙古斑。

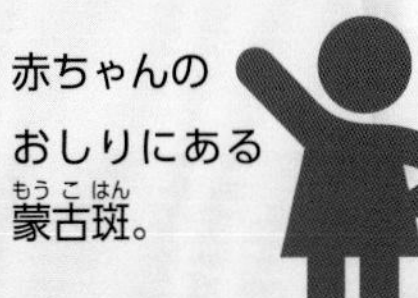

赤ちゃんははじめから おっぱいを上手に飲めるの？

A

飲む能力はあるけれど、はじめは上手には飲めないこともあるよ。

赤ちゃんは生まれてすぐにできる動作である原始反射運動（→ p36）が備わっていますが、おっぱい（母乳）を飲むのもそのひとつです。でも、はじめはおっぱいを飲むのがへたな赤ちゃんもいます。おっぱいをうまく口に入れられなかったり、吸えなかったり、さらにお母さん側もうまく抱っこできなくて赤ちゃんの体勢が悪かったりすることもあります。くり返して飲むうちに、赤ちゃんは飲み方を学習していくので上手に飲めるようになります。

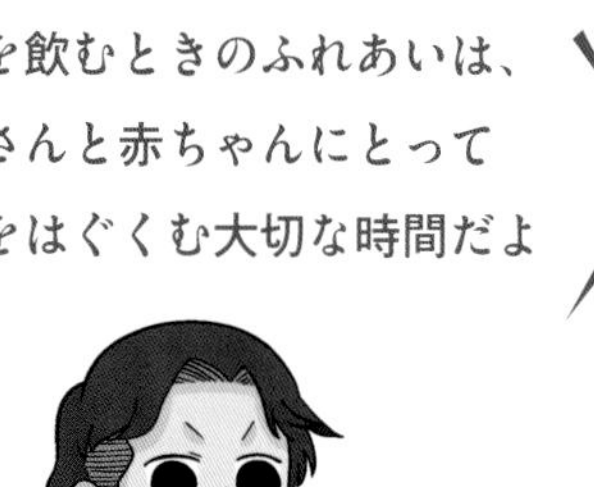
母乳を飲むときのふれあいは、
お母さんと赤ちゃんにとって
愛情をはぐくむ大切な時間だよ

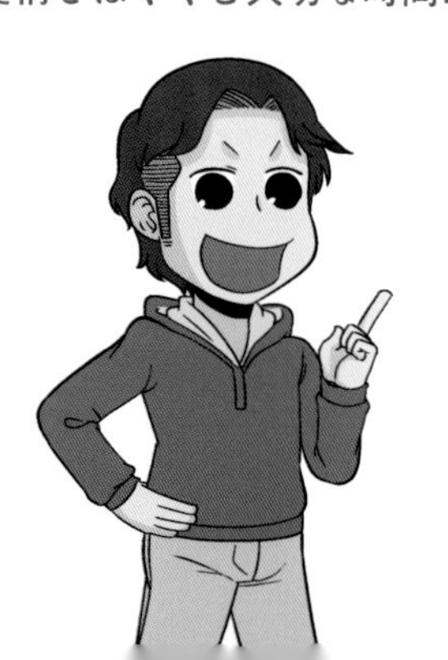

母乳には、赤ちゃんを
病気から守る免疫物質も
ふくまれているんだ！

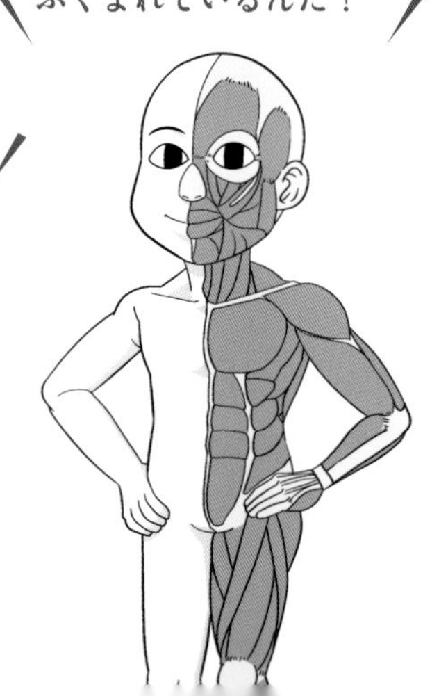

おっぱいの飲み方

赤ちゃんはおっぱいに吸いつくと、独特な口の動きで母乳を飲む。

母乳の成分

まだ歯の生えていない赤ちゃんに飲ませる栄養たっ
りの母乳は、血液をもとにつくられている。血液中
赤い赤血球（→6巻）は母乳にはふくまれていない
で、白く見える。

母乳の成分表

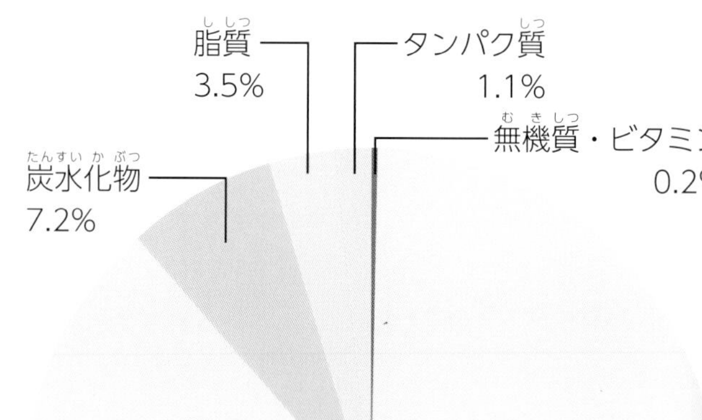

参考：文部科学省『日本食品標準成分表 2020 年版（八訂）』

おっぱいの数

動物のおっぱいの数は、生まれてくる子どもの数に関係しています。たとえば、キタオポッサムはおっぱいの数が平均で13個、テンレックという動物は最高で29個という話があります。両方とも子どもをたくさん産みます。サルの仲間などは1頭ずつ産むので、おっぱいの数は2つと少ないです。

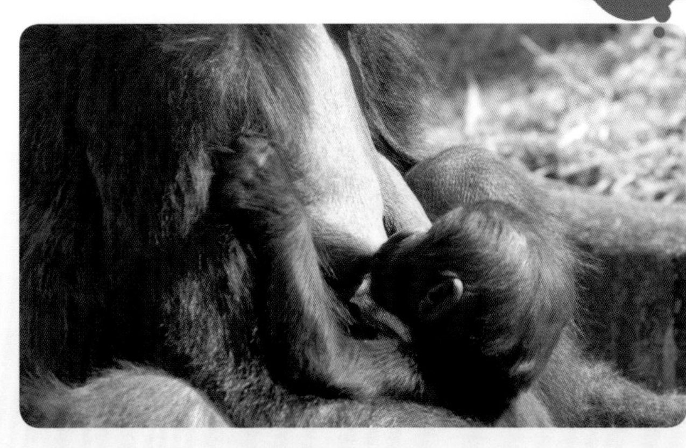

▲母親のおっぱいを飲むゴリラの子ども。

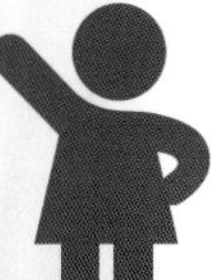

飲み方①

ちゃんの口のまわりをさわると、反射よって口をあけ、おっぱいに吸いつく。

飲み方②

おっぱいを口にふくむと、赤ちゃんの舌は波打つように動きはじめる。赤ちゃんの舌の動きによって、乳首がのび縮みして母乳が出てくる。

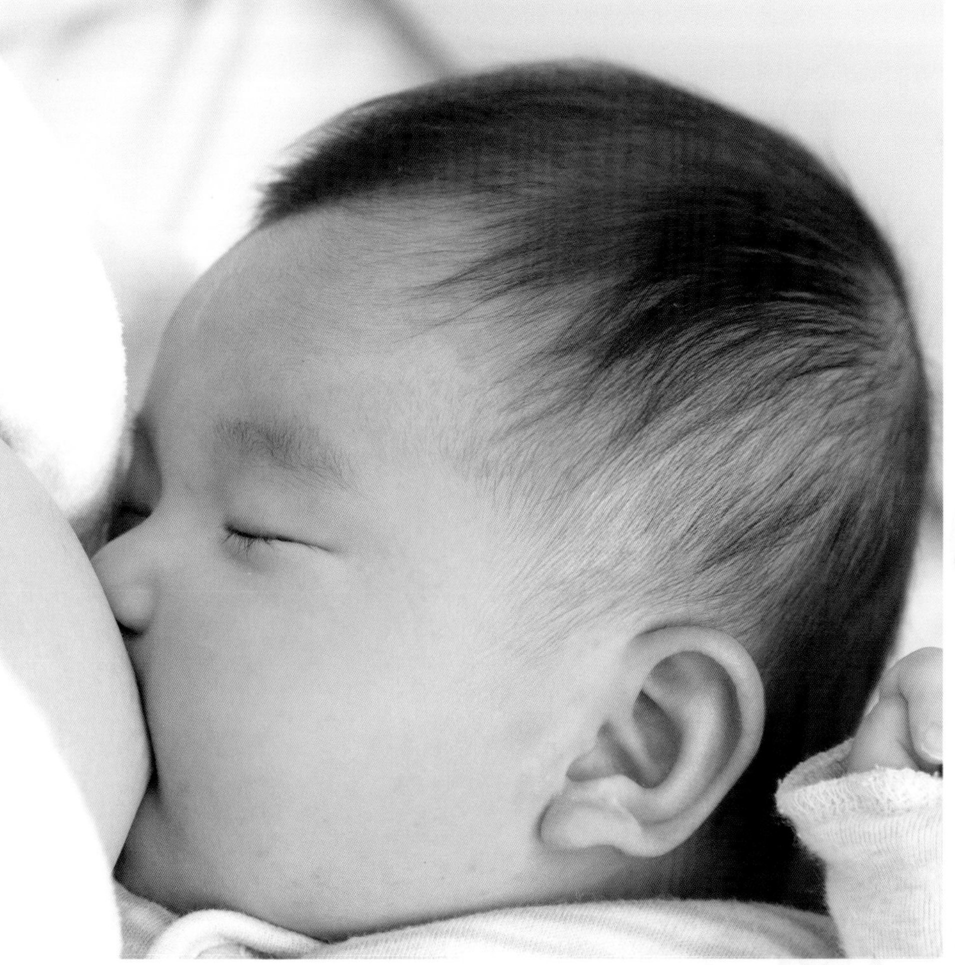

母乳を飲む赤ちゃん。

▲母乳を飲む赤ちゃんの舌の動き。

赤ちゃんはいつ頃から歩けるようになるの？

できるようになる時期は
赤ちゃんによって
個人差があるから、
だいたいの目安だよ

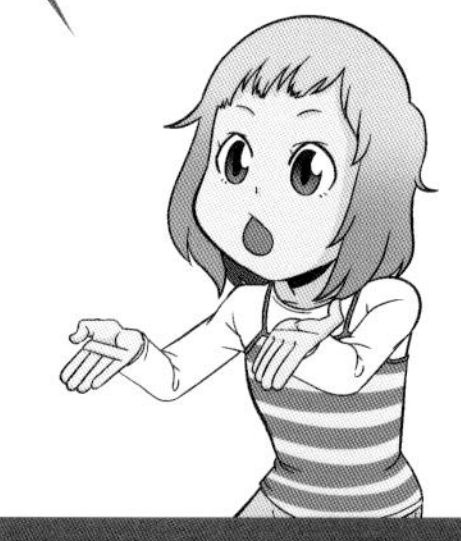

A 1～2歳頃からひとりで歩きはじめるようになるよ。

原始反射運動（→ p36）によって生まれてすぐできる動きがありますが、それ以外のさまざまな動きや能力は、からだの成長、特にからだの中で情報を伝える役割をする神経（→５巻）が発達していくことでできるようになります。手足を動かしたり、立ったり、すわったり、歩いたりといった大きな運動が先にできるようになり、手先を使うような細かな動きはその後になります。

赤ちゃんの成長による発達

２歳になるまでにできることを紹介。だんだんと手足などからだの部位がうまく動くようになる。

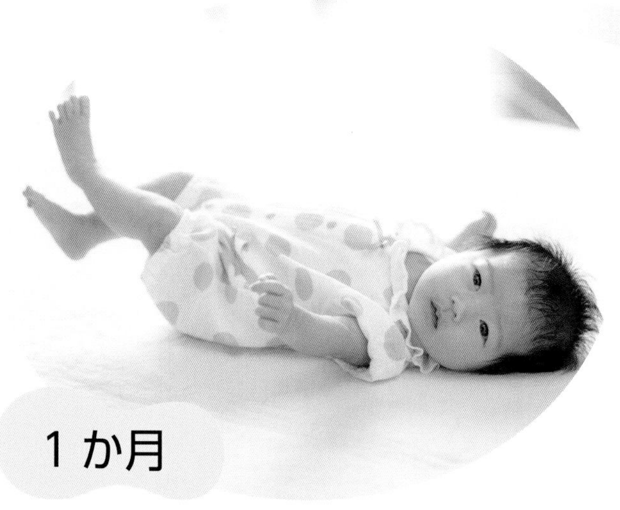

１か月

手足を動かしたり、あごを上げたりする。

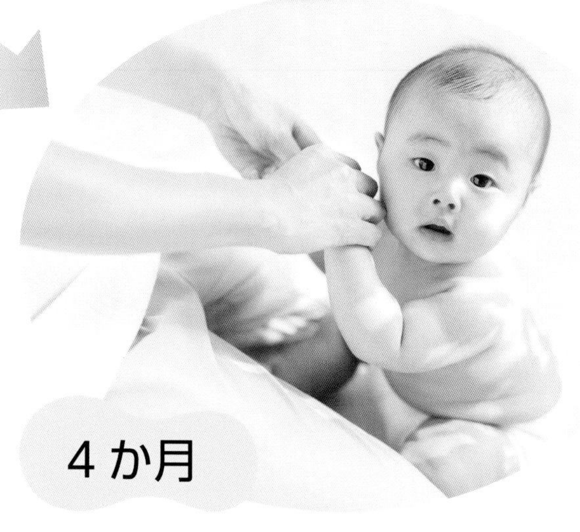

４か月

首がすわり、自分で頭を動かせる。

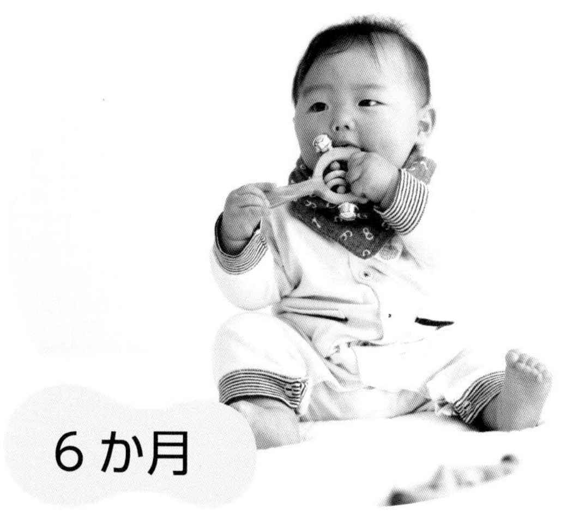

６か月

自分ですわれるようになる。ものをつかんでなめる。

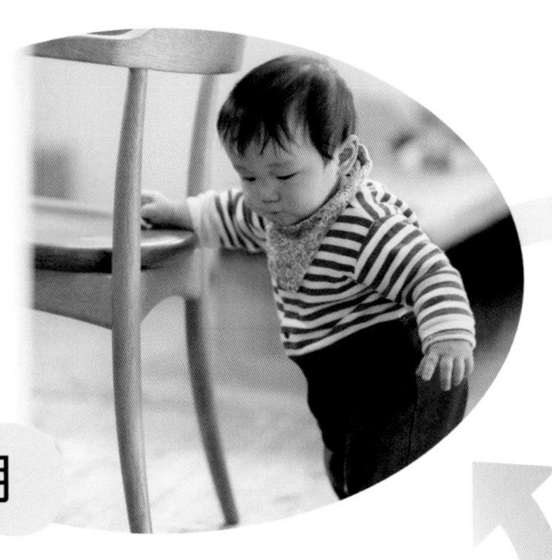

10か月

つかまり立ちができる。

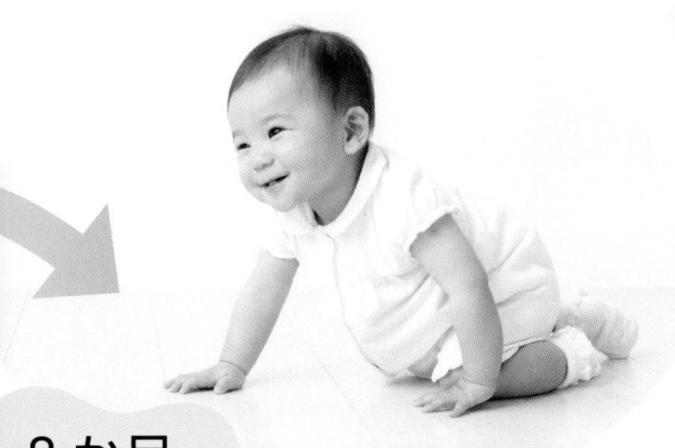

8か月

ハイハイができる。

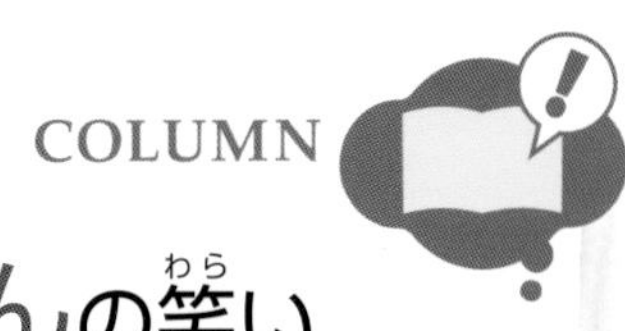

COLUMN

赤ちゃんの笑い

生まれてすぐの赤ちゃんが笑っているような表情になることがあります。でも本当に笑っているのではなく、反射運動で表情が動いて笑ったように見えるのです。生後2か月頃から、まわりの人などを見て笑うようになります。

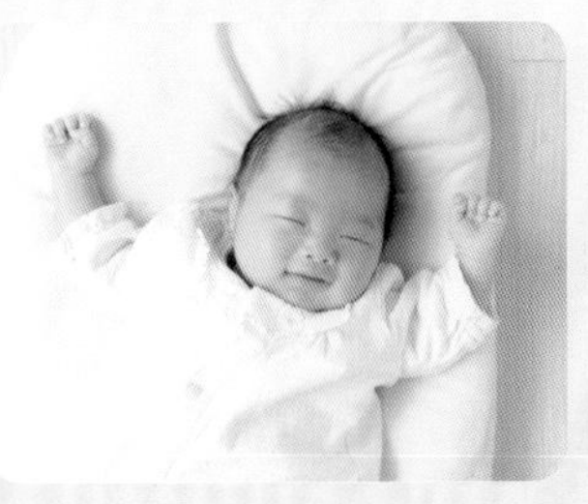

笑っているように見える赤ちゃんの表情。

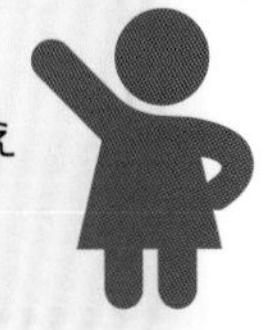

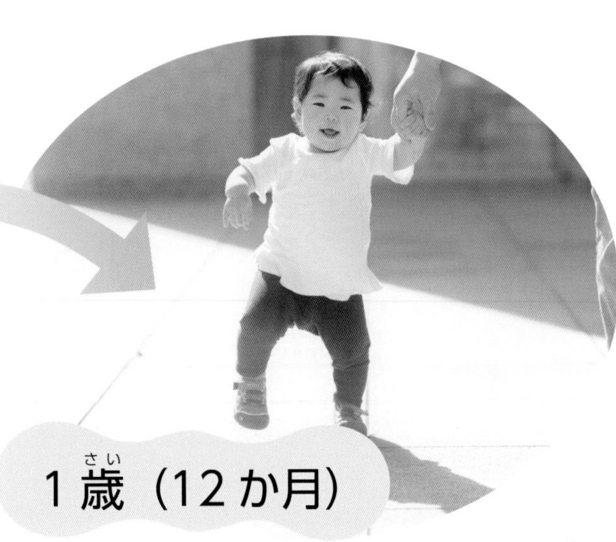

1歳（12か月）

ひとりで歩きはじめる。紙になぐり書きする。

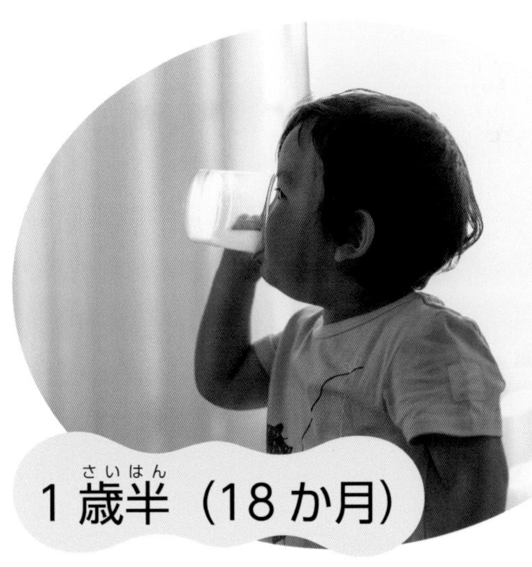

1歳半（18か月）

コップで飲んだり、スプーンで食べたりできる。

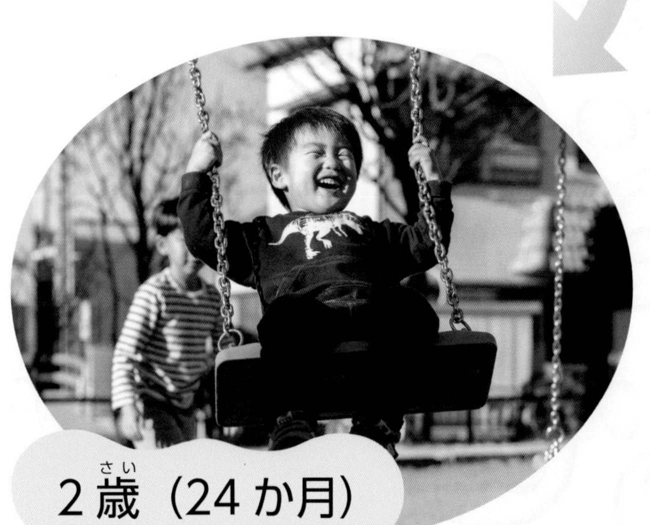

2歳（24か月）

ブランコに乗れる。はさみが使える。

人以外の動物はどんな子育てをしているの？

A

お母さんが世話をするものとしないものがいるよ。

動物は、子育てをするものとしないものとがいます。哺乳類や鳥類は、種類やすむ環境によって、食べ物を与えたり外敵から守ったり生きるための術を教えたりといった子育てのしかたはちがいますが、親や家族、仲間が子どもの世話をして育てます。は虫類、両生類、魚類などの多くは、卵を産んだ後は子どもの世話をしません。

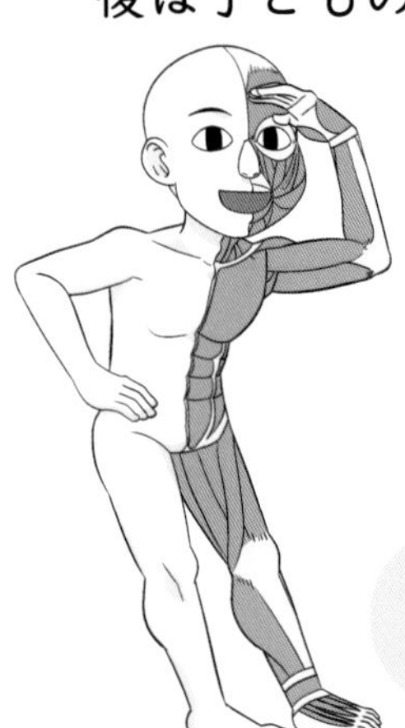

同じ哺乳類でも、群れでくらすもの、親子でくらすもの、長い子育て、短い子育てと動物ごとにちがうね

環境から守る

きびしい環境でくらす動物は、子育てを工夫している。氷に囲まれた南極にすむコウテイペンギンは、卵やひなを自分のあしに乗せて、おなかで包んで寒さから守る。

動物の子育てのようす

種類によって子育てが異なり、また同じ仲間でもくらし方やくらす環境によって育て方はさまざま。

群れで育てる

哺乳類には、親と子だけでなくきょうだいや親戚群れでくらし、子育ても群れで協力するものがいゾウの群れは、メスのリーダーを中心にしてくらている。

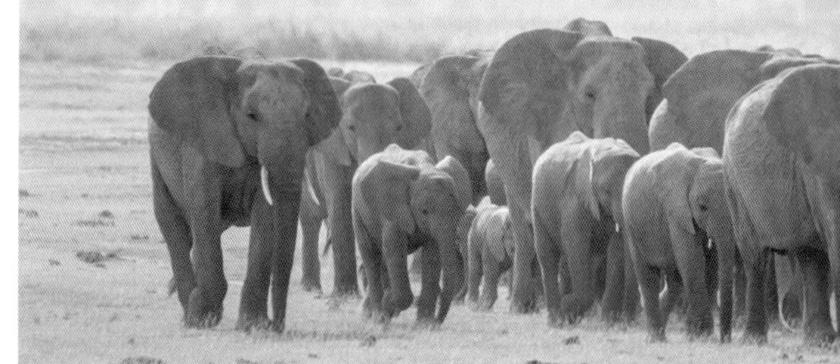

▲アフリカゾウの群れ。

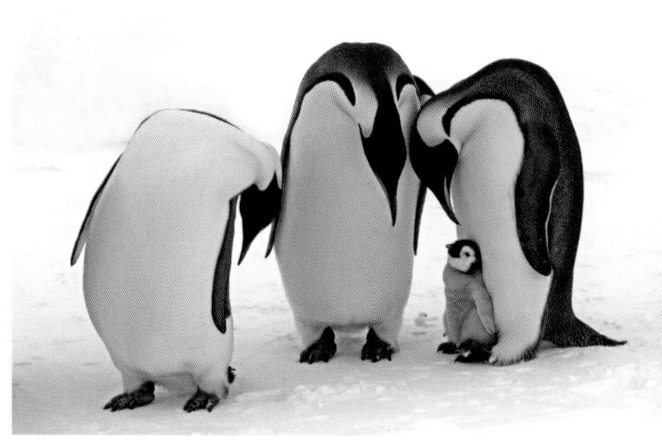

▲コウテイペンギンの親子。

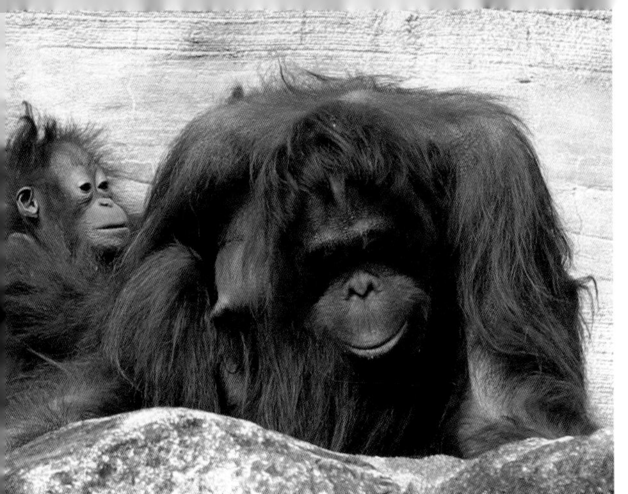

オランウータンの親子。

長い子育て

オランウータンは長く子育てすることで知られている。なんと、8年間も母乳を与えて育てる。

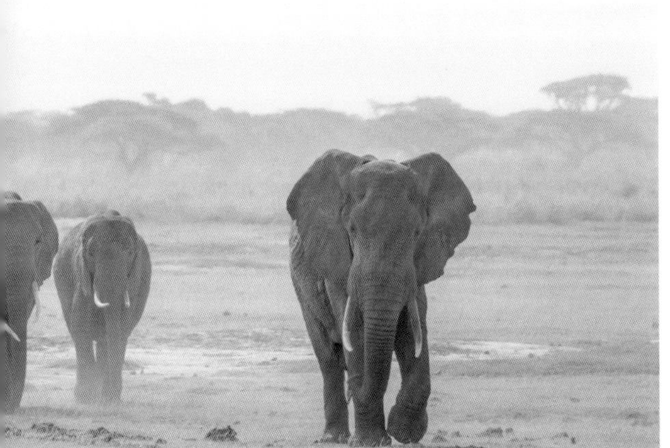

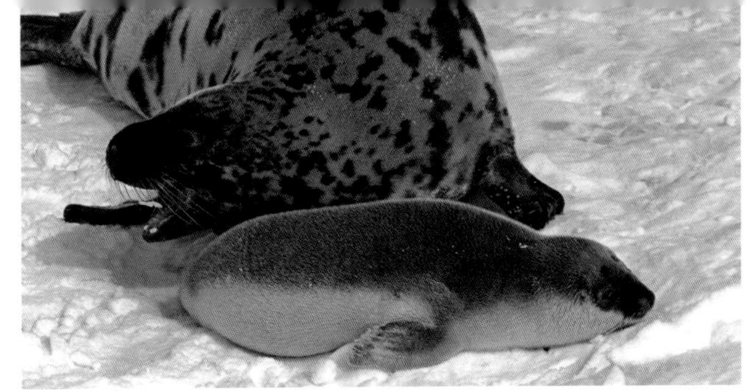

▲ズキンアザラシの親子。

短い子育て

子育てをする期間は動物によってさまざま。ズキンアザラシは母乳を与える期間はわずか4日間のみ。その後、子どもは母親とはなれてひとり立ちする。

ひとりで生きる

哺乳類と鳥以外の生き物は、卵を産みっぱなしで世話をしないものが多い。ウミガメは、浜辺に卵を産んで砂でうめる。ふ化した子ガメはすぐに海に向かい、ひとりで生きる。

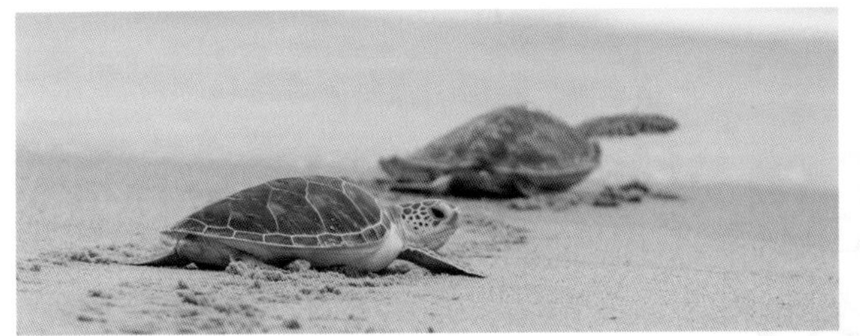

▲生まれてすぐ海に向かうウミガメの子ども。

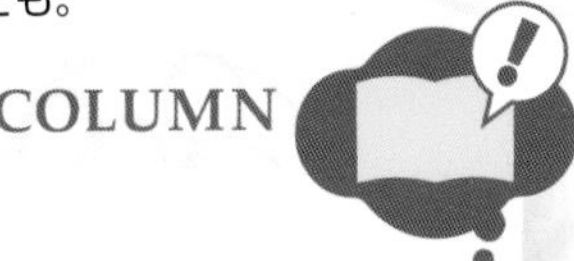

同じウサギの仲間でも異なる生まれ方

地面に巣をつくって身を守る場所のあるアナウサギの子どもは、毛が生えてなく目もあかない状態で生まれます。巣をつくらず草むらに隠れてくらすノウサギの子どもは、毛が生え目も見えて生まれてすぐに動けます。同じウサギの仲間でも、くらし方によって子どもの生まれ方がちがいます。

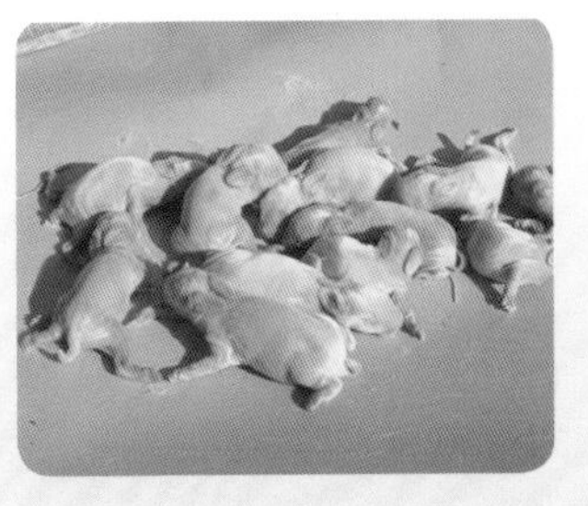

▲アナウサギの子ども。

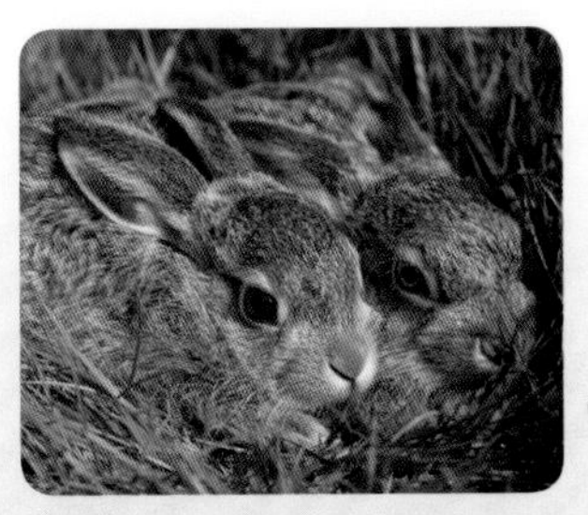

▲ノウサギの子ども。

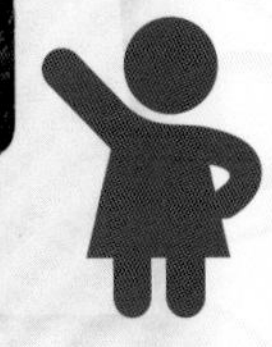

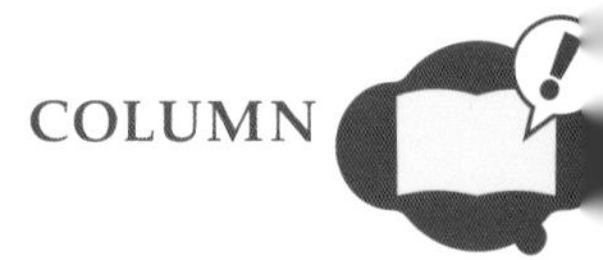

人の一生を見てみよう

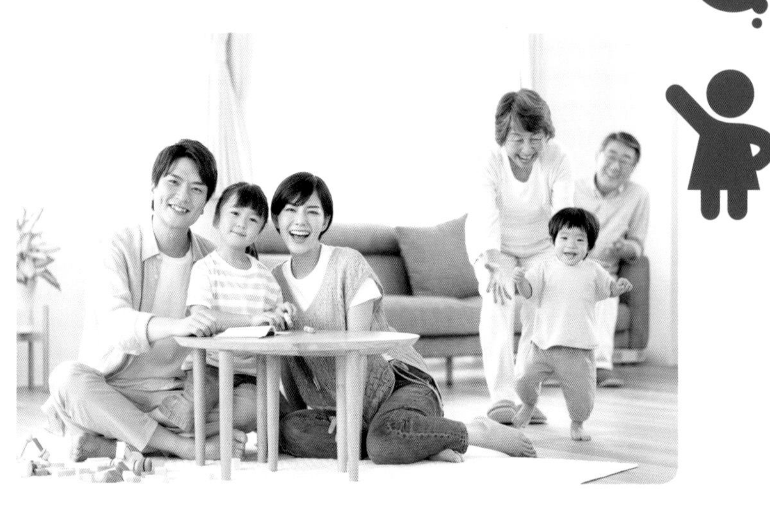

人は成長しておとなになり、そして少しずつ老化していき、やがて死をむかえます。人の一生には急速に成長する時期、体型が変化する時期、成長が終わる時期、老いていく時期など、いくつかの段階があります。

乳児期
0～1歳頃

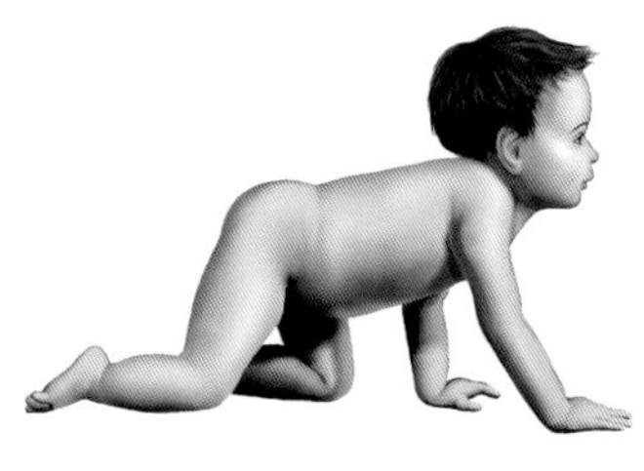

からだや機能がどんどん発達し成長する時期。筋肉と脳の発達により6か月頃から自分ですわれるようになる。

幼児期
1～6歳頃

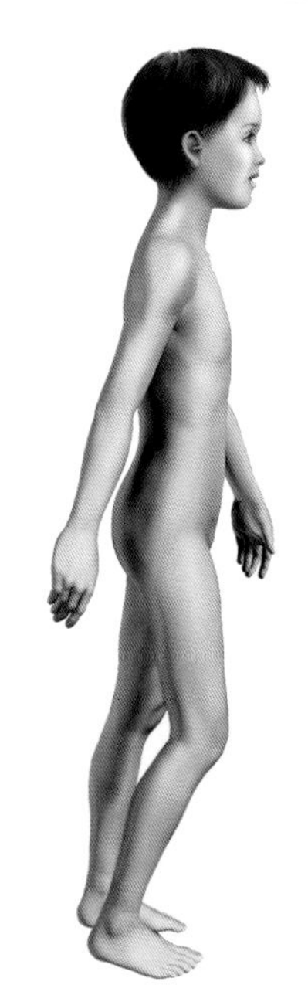

歩くようになり、言葉を覚え、乳歯が生える。からだの発達が進み行動範囲が広がり、走ったり手先を器用に使ったりするようになる。

学童期
6～12歳頃

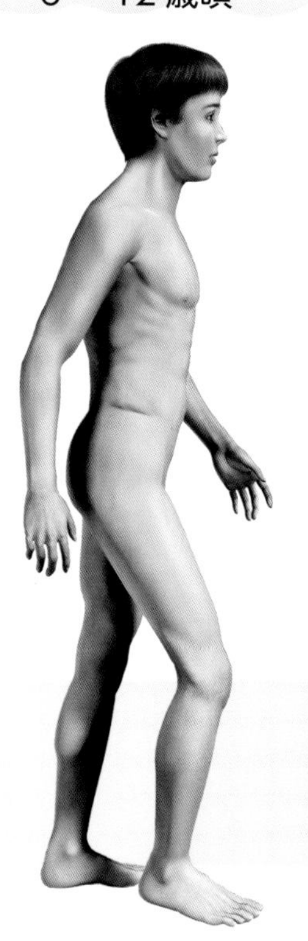

身長がのび、すらっとした体型になる。小学校に入学し、まわりの子どもたちとの集団生活で社会性が身につく。思春期（→ p13）に入る。

青年期
12～18歳頃

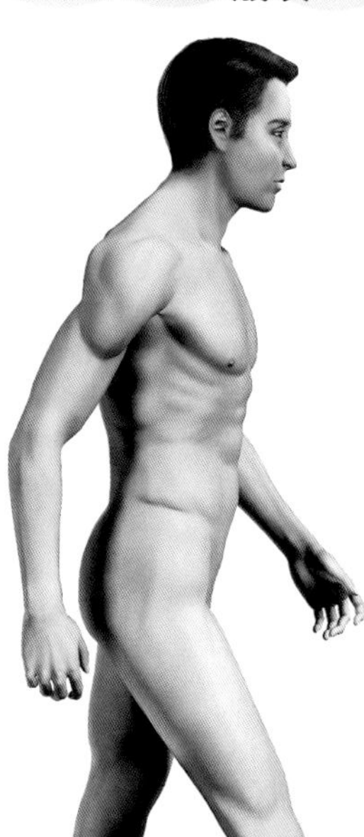

男子と女子のからだの特徴があらわれてくる。男子は身長がのび筋肉が発達し、女子は胸がふくらみ丸みのある体型になる。

※イラストは男性を例にしています

なぜ老化する？

老化はだれにでも起こる現象で、からだを構成している細胞（→6巻）が古くなり、働きがおとろえるために起こります。人のからだは、細胞が分裂して増えることで大きく成長したり、皮ふなどが新しくなったりします。しかし、細胞は分裂する数が決まっていて、その回数は50回ほどといわれています。分裂しなくなった古い細胞では、からだの機能が低下してしまうと考えられています。

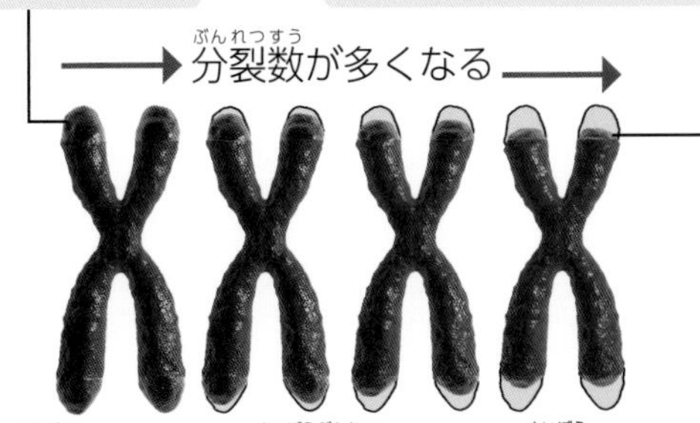

▲細胞のモデル図。細胞分裂するたびに細胞のはしっこの「テロメア」という部分が短くなる。テロメアが短くなると細胞が分裂できなくなる。

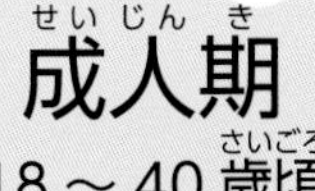

成人期
18～40歳頃

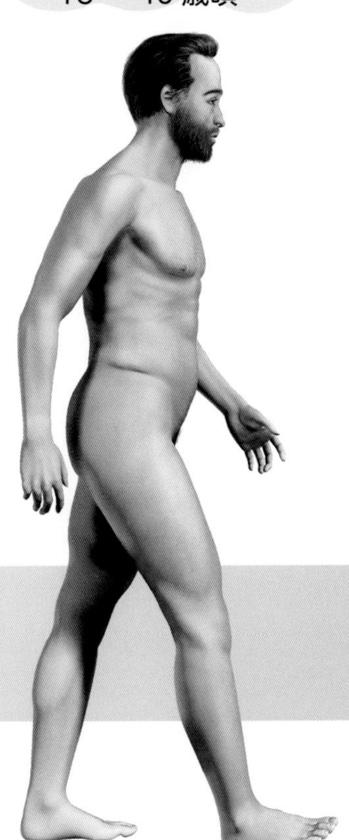

壮年期
40～65歳頃

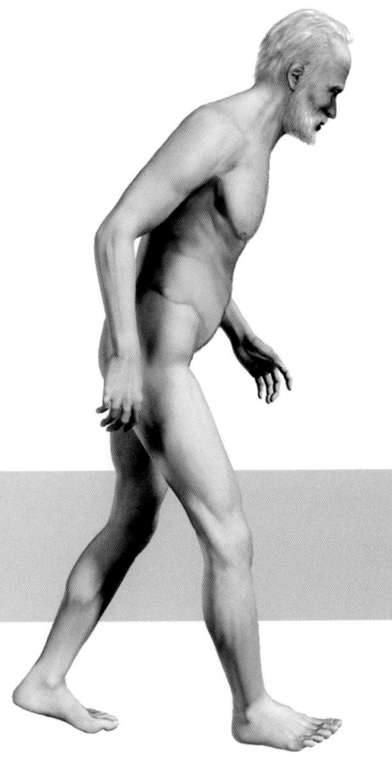

老年期
65歳～

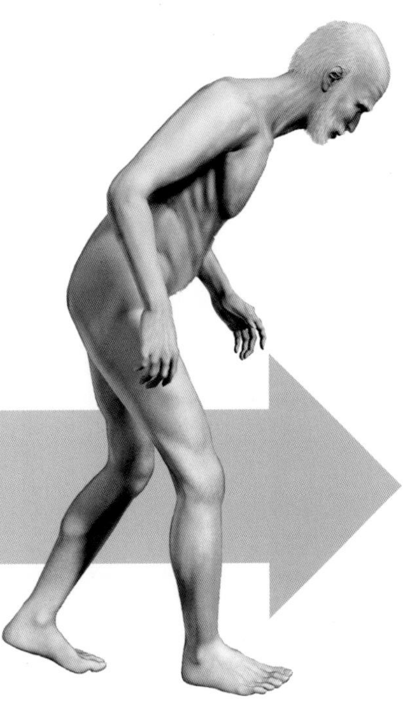

社会に出て働いたり家庭をもったりして心身が充実する。20歳頃でからだの成長がほぼ終わり、老化がはじまる。

社会人として会社や家庭で中心的に活動する。心身ともに充実するが、からだの機能のおとろえを実感するようになる。

目や耳、歯、骨や筋肉などからだ全体がおとろえてくる。運動などができなくなってきて、記憶力が低下し、行動がゆるやかになる。

さくいん

あ行

か行

さ行

た行

な行

は行

ま行

や行

ら行

監修：坂井建雄

順天堂大学保健医療学部特任教授、日本医史学会理事長。1953年、大阪府生まれ。1978年、東京大学医学部卒業後、ドイツのハイデルベルク大学に留学。帰国後、東京大学医学部助教授、順天堂大学医学部教授を歴任。医学博士。専門は解剖学、細胞生物学、医史学。

◆装丁・本文デザイン
福間祐子

◆DTP
STUDIO恋球
ダイアートプランニング
ニシエ芸

◆イラスト
佐藤眞一
マカベアキオ

◆マンガ
よしたに

◆写真
アマナイメージズ
PIXTA
Shutterstock
Getty Images

◆協力
武田亮輔
（板橋区立成増ヶ丘小学校教諭）

◆校正
あかえんぴつ

◆編集・制作
室橋織江
栗栖美樹
春燈社
アマナ

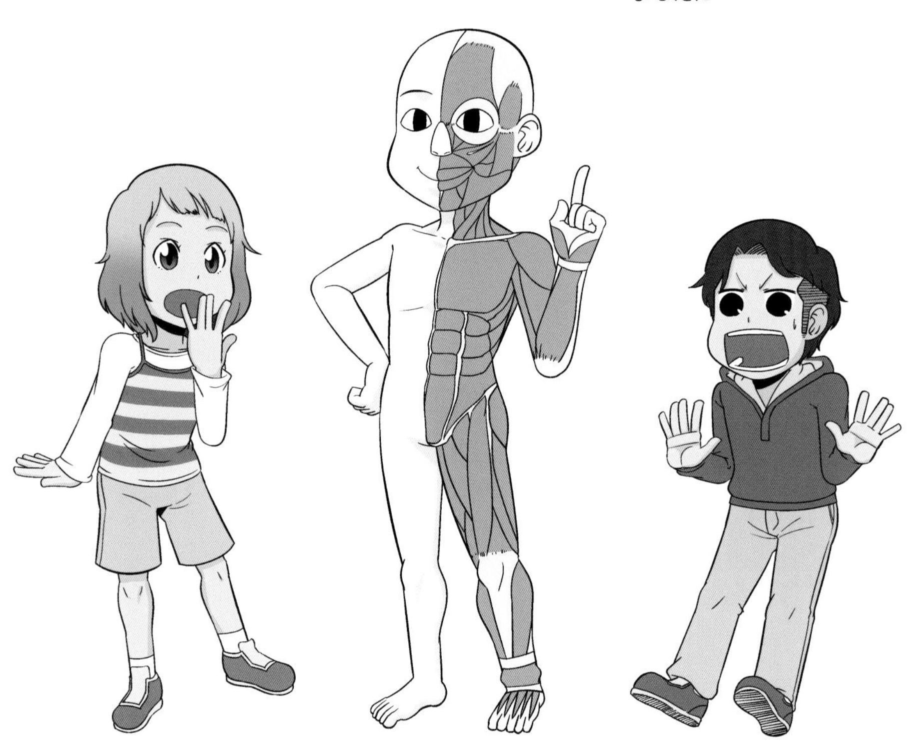

どうなってるの!?
人のからだのしくみ大図解
2 誕生と成長

発行	2023年４月　第１刷
監修	坂井建雄
発行者	千葉 均
編集者	崎山貴弘
発行所	株式会社ポプラ社
	〒102-8519　東京都千代田区麹町4-2-6
	ホームページ　www.poplar.co.jp（ポプラ社）
	kodomottolab.poplar.co.jp（こどもっとラボ
印刷・製本	大日本印刷株式会社

ISBN978-4-591-17660-3 ／ N.D.C. 491 ／ 47p ／ 29cm Printed in Japan

あそびをもっと、
まなびをもっと。

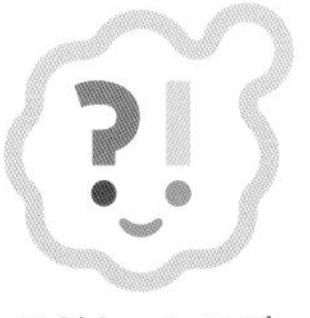

こどもっとラボ

P7239002

どうなってるの!? 人のからだのしくみ大図解

全6巻
セット N.D.C.491

監修 坂井 建雄（順天堂大学特任教授）

1 からだのつくりと運動 N.D.C.491
2 誕生と成長 N.D.C.491
3 消化と吸収のしくみ N.D.C.491
4 呼吸と血液の循環 N.D.C.491
5 感覚器官と脳のはたらき N.D.C.491
6 からだと細胞 N.D.C463

小学校中学年から

・A4 変型判
・各 47 ページ
・図書館用特別堅牢製本図書

男女のちがい

男性と女性のからだの構造はほとんど同じですが、生殖器の部分が大きくちがいます。生殖器は子どもを生むための器官です。また、女性の乳房には脂肪がついています。

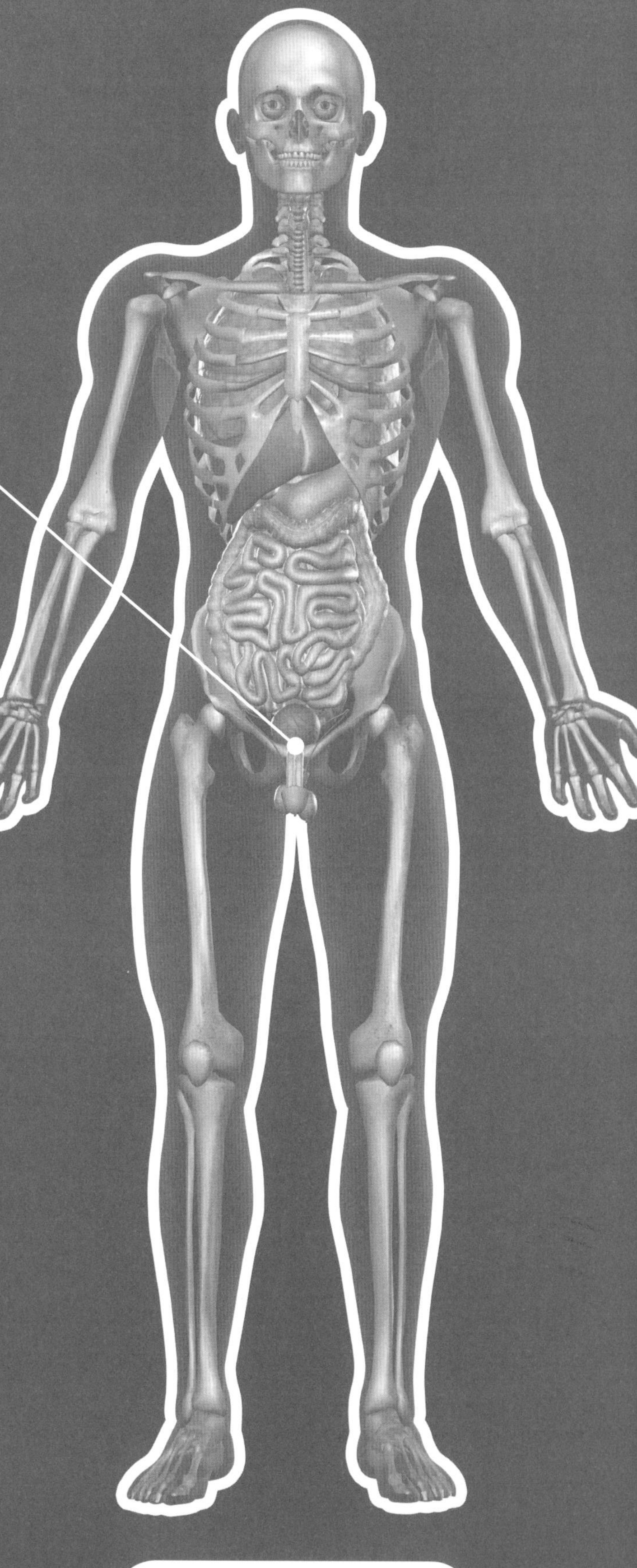

男性